LE
MAL DE POTT

PAR

M. DENUCÉ

Professeur agrégé à la Faculté de médecine,
Chirurgien des hôpitaux de Bordeaux.

Avec 35 Figures dans le texte

PARIS

RUEFF ET Cⁱᵉ, ÉDITEURS

106, BOULEVARD SAINT-GERMAIN, 106

—

1896

BIBLIOTHÈQUE MÉDICALE

FONDÉE PAR MM.

J.-M. CHARCOT | G.-M. DEBOVE

ET DIRIGÉE PAR M.

G.-M. DEBOVE

Membre de l'Académie de médecine
Professeur à la Faculté de médecine de Paris
Médecin de l'hôpital Andral.

Polin et Labit. — Hygiène alimentaire.
Boiffin. — Tumeurs fibreuses de l'utérus.
E. Rondot. — Le Régime lacté.
Pierre Janet. — Etat mental des hystériques. Les Accidents
mentaux.
Ménard. — Coxalgie tuberculeuse.
F. Verchère. — La Blennorrhagie chez la femme. 2 vol.
P. Legueu. — Chirurgie du rein et de l'uretère.
P. de Molènes. — Traitement des affections de la peau. 2 vol.
Ch. Monod et J. Jayle. — Cancer du sein.
P. Mauclaire. — Ostéomyélites de la croissance.
Blache. — Clinique et thérapeutique infantiles. 2 vol.
A. Reverdin (de Genève). — Antisepsie et Asepsie chirurgicales.
Louis Beurnier. — Les Varices.
G. André. — L'Insuffisance mitrale.
Guermonprez (de Lille) et Bécue (de Cassel). — Actinomycose.
P. Bonnier. — Vertige.
De Grandmaison. La Variole.
A. Courtade. — Anatomie, physiologie et séméiologie de l'oreille.
J.-B. Duplaix. — Des Anévrysmes.
Ferrand. — Le Langage, la Parole et les Aphasies.
Paul Rodet et C. Paul. — Traitement du Lymphatisme.
H. Gillet. — Rythmes des bruits du cœur (physiologie et pathologie).
Lecorché. — Traitement de la goutte.
J. Arnould. — La Stérilisation alimentaire.
Legrain. — Microscopie clinique.
A. Martha. — Endocardites aigues.
J. Comby. — Empyème pulsatile.
L. Poisson. — Adénopathies tuberculeuses.
E. Périer. — Hygiène alimentaire des enfants.
Laveran. — Des Hématozoaires chez l'homme et les animaux. 2 vol.
Pierre Achalme. — Immunité dans les maladies infectieuses.
Magnan et Legrain. — Les Dégénérés.
M. Bureau. — Les Aortites.
J.-M. Charcot et A. Pitres. — Les Centres moteurs corticaux
chez l'homme.
E. Valude. — Les Ophtalmies du nouveau-né.
G. Martin. — Myopie, hyperopie, astigmatisme.
Achalme. — La Sérothérapie.
Du Castel. — Chancres génitaux et extra-génitaux.
A. Robin et M. Nicolle. — Rupture du cœur.
Mauclair et De Bovis. — Des angiomes.
Despréaux. — Emphysème pulmonaire.
Cahier. — Des Occlusions aigues de l'intestin.
Denucé. — Le Mal de Pott.

POUR PARAITRE PROCHAINEMENT

J. Garel. — Rhinoscopie.
Legry. — Les Cirrhoses alcooliques du foie.
Moure. — Coryzas atrophique et hypertrophique.
Vigneron. — Tuberculose urinaire.
Lavrand. — Angines glanduleuses.
Hervouët. — Le Zona.
M. Lebreton. — Des Péricardites.

LE

MAL DE POTT

INTRODUCTION

HISTORIQUE

On désigne sous le nom de *mal de Pott* une affection caractérisée au point de vue anatomique par des lésions tuberculeuses des vertèbres et surtout des corps vertébraux, et au point de vue clinique, par un ensemble symptomatique pouvant comporter une déformation du rachis ou gibbosité, des abcès et des signes de compression médullaire. Cette appellation, consacrée par un long usage, et ne préjugeant en rien la nature du mal nous a paru préférable aux dénominations parfois employées de *cyphose angulaire*, de *carie vertébrale*, *arthrite vertébrale* (Ripoll), *tuberculose vertébrale* (Nélaton, Lannelongue).

Historique. — Le mal de Pott doit son nom au sou-

1

venir du chirurgien anglais Percival Pott, dont les
travaux sur cette affection ont été si longtemps clas-
siques qu'en 1858 leur interprétation a occupé de
nombreuses séances à la Société de chirurgie. Certes,
avant Pott, le mal vertébral avait été décrit. Sans
parler d'Hippocrate, de Galien dont un passage, copié
par M. A. Severin, a longtemps fait attribuer à ce
dernier un rôle important de précurseur, et pour
nous en tenir à des auteurs moins éloignés de nous,
dès 1566, Jacques Dalechamps, de Lyon, dans sa *Chirurgie françoise*, ajoutait au vi⁰ livre de Paul d'Egine
de curieuses annotations. Les « tumeurs froides »
occupent l'intérieur des rouelles, font la bosse
ou *vouteure*, et selon qu'elles sont plus ou moins
grandes ou dures, font la bosse plus ou moins
grande, et causent des accidents plus ou moins
fâcheux. « Si les tumeurs froides viennent aux
rouelles de la poictrine,... les côtes ne croissent
point en large, mais en devant; la poictrine perd sa
largeur convenable et s'aiguise en pointe; les malades sont sujets à tumeurs froides du poumon et ne
vivent pas longuement. » Aux lombes, les tumeurs
froides « en jeune âge, quelquefois guérissent et
quelquefois se finissent par un long flux dysenté-
rique... Les patients sont sujets à maladies de ro-
gnons et de vescie, et *à des abcès longs et difficiles à
guérir*, qui suppurent aux flancs et aux aines... Quand
les rouelles du col s'enfoncent angulairement, et
principalement la seconde et la première, toutes les

parties situées au-dessous perdent le sentiment et le mouvement... Et viennent plus ces accidents en l'enfonceure des rouelles du col, moins aux rouelles de la poitrine, et moins encore aux rouelles des reins [1] ... »

Ces passages sont curieux. Écrits au XVIᵉ siècle, ils contiennent en germe tous les éléments des descriptions ultérieures, l'étiologie par les tumeurs froides, les abcès, la paralysie, voire même quelques mots sur le mal sous-occipital. Ambroise Paré [2] qui, en 1575, cite Dalechamps, est beaucoup moins explicite, et surtout beaucoup moins complet.

Le Dran [3], en 1731, distingue des abcès où le pus se forme sur place, les collections de pus, qui ne se font que parce qu'il n'y a pas d'issue libre, et sont souvent la conséquence de la carie des os (obs. LXVII). Dans l'observation LXVIII, à propos d'une autopsie, il reconnaît la carie des vertèbres molbaires, sans décider cependant si la collection a précédé ou suivi la carie, et donne une description exacte du trajet suivi par les abcès lombaire inguinal, et trochantérien. Il ne parle ni de gibbosité ni de paralysie.

---

1. Jacques Dalechamps, *Chir. françoyse*, Lyon, 1573 (le privilège du roi est daté de 1566), p. 855.

2. Amb. Paré. Édition Malgaigne, II, ch. XVII, XVIII, p. 364-5.

3. Le Dran. Observations de chirurgie. Paris, 1733, pp. 111 et 120.

En 1771, Bazille [1] attribue le mal vertébral à un
contre-coup sur les vertèbres ; il parle des gibbosités, des paralysies des membres inférieurs et des
abcès, sans toutefois pouvoir dire si la destruction
du psoas est la conséquence ou la cause de la carie
des vertèbres.

La même année, Aurran [2] publie 5 observations
d'affections vertébrales, qu'il attribue aussi à des
contre-coups, et qui sont caractérisées par des gibbosités, des paralysies des membres inférieurs, et
« des épanchements de suc osseux ». Sa méthode
de traitement mérite d'être citée : « Le malade avait
tous les signes qui annoncent une perte de substance et une suppuration occulte dans les cartilages
et le corps, des deux dernières vertèbres du dos et
de la première des lombes : leurs apophyses épineuses, déjetées postérieurement, faisaient une
bosse. *J'appliquai un appareil propre à redresser le
tronc, à gêner les mouvements et j'ordonnai le repos
continuel, jusqu'à ce que les signes de l'ankylose des
vertèbres altérées annonçassent leur réunion.* Dès que
le tronc fut serré par le bandage, le blessé marcha
sans bâton, et dit que je lui avais rendu toutes ses
forces. Il a gardé l'appareil et le lit pendant plus

1. Bazille. Mémoire sur la proposition suivante : Expose
les effets des contre-coups dans les parties autres que la tête
couronné en 1771. Prix de l'Acad. R. de chir., t. XI, p. 113.

2. Aurran. Observations sur des lésions par contre-coup en
différentes parties du corps. *Journal de médecine*, 1771, t. XXXVI,
p. 525.

d'une année, et il a parfaitement guéri. » Le décubitus horizontal prolongé avec un appareil de sustentation et d'immobilisation, n'est-ce pas là une méthode de traitement bien moderne ? Il est regrettable qu'Aurran n'ait pas mieux décrit son appareil.

C'est encore le repos au lit qu'a prôné François David, de Rouen, en 1779 [1]. Je ne connais son travail que par ce qu'en a dit Bouvier qui cite ce passage : « Quant aux os primitivement affectés ils ne sont pas plutôt débarrassés (par la suppuration) de ces débris, qu'ils commencent à reprendre de la solidité, et si plusieurs vertèbres, par exemple, ont participé au désordre, elles forment entre elles une masse commune d'ossification qui termine cette grande curation qui, comme l'on voit, *doit être l'ouvrage de la nature, du temps et du repos.* »

C'est dans la même année 1779 que Percival Pott [2] publia son premier mémoire, suivi, en 1783, de deux autres. Dans le premier, il décrit avec assez de dé-

---

1. DAVID. Sur les effets du mouvement et du repos en chirurgie, 1779. Cité par BOUVIER. *Maladies chir. de l'app. locomot.*, p. 44.

2. PERCIVAL POTT. Œuvres chir. traduites de l'anglais par M. * docteur en médecine, t. III (publié en 1792) : 1º *Remarques sur cette espèce de paralysie des extrémités inférieures qui accompagne souvent une courbure de l'épine et qui est supposée en dépendre, avec la manière de la traiter* (1779), p. 75. 2º *Nouvelles remarques sur l'état d'inutilité des extrémités inférieures qui accompagne une courbure de l'épine* (1783), p. 103. 3º *Examen de la véritable cause de la courbure de l'épine*, p. 129.

tails la paralysie des extrémités inférieures, montre
ses relations avec la gibbosité, et ne croit pas que
la paralysie soit due à une simple courbure de l'é-
pine, mais à une cause prédisposante commune à
ces deux effets. Il ne dit pas un mot des abcès par
congestion. Hippocrate ayant vu un abcès du dos
amener la guérison d'une paralysie, il suffit pour
guérir la paralysie de pratiquer un égout par le
moyen d'un cautère. Et voilà le moyen infaillible
de Pott, que tous les chirurgiens vont appliquer et
que Marjolin[1], en 1858, défendra encore énergique-
ment.

Dans le deuxième mémoire de Pott, la paralysie
est de nouveau l'objet d'une description détaillée.
Elle ne peut être attribuée à un déplacement des
vertèbres, mais la seule cause de tout le mal est un
état d'altération des parties qui composent l'épine,
ou qui sont en connexion avec elle. C'est cet état qui
cause la mauvaise santé du malade, la courbure,
l'état d'impotence des membres. Le cautère seul en
vient à bout, si bien que, en l'espace de trois années,
Pott n'a vu qu'un cas où sa méthode ait échoué.

Le troisième mémoire de Pott, dont on parle rarement, est à coup sûr le plus important. La maladie
cause de tout le mal n'est autre que la « disposition
scrofuleuse » qui se manifeste ou par l'état d'épaississement des ligaments, ou par l'altération des car-

----

1. *Bull. et Mém. de la Soc, de chir.*, 1858, p. 250.

tilages intervertébraux, ou par la formation de sacs ou kystes contenant une matière mi-purulente, mi-sanieuse, et sous lesquels, même restant entiers, on trouve les os altérés, dépouillés de leur périoste et *disposés à se carier*. Ces amas de matière peuvent corroder leur enveloppe et fuser vers l'aine ou le grand trochanter. Chacun de ces états peut s'accompagner d'une courbure de l'épine *sans maladie apparente des vertèbres* ou avec érosion et carie d'un ou de plusieurs corps vertébraux. Les cautères sont aptes à guérir tous les cas, même quand la carie est prononcée. Seuls les cas où la carie est trop avancée sont rebelles à ce traitement, et Pott termine en préconisant l'emploi préventif de cautères, sur le rachis, chez les enfants ayant une disposition scrofuleuse.

Sans avoir le caractère définitif qu'on leur a long-temps attribué, les mémoires de Pott ont eu le mérite de servir de point de départ aux recherches ultérieures. Pendant quelques années, les auteurs, Paletta[1], Boyer, Richerand, Dupuytren ajoutent peu de choses aux opinions émises par Pott.

Nous entrons maintenant dans une période que nous pourrions qualifier d'anatomique, où les travaux français vont jouer le rôle le plus important. A la suite des recherches de Bayle et de Laënnec sur les tubercules, paraissent d'importants travaux sur les tubercules osseux.

---

1. Paletta. *Sulla cifosi paralitica,* in *Advers. chirurg. prima,* 1788.

En 1816 Delpech [1] admet une carie superficielle, et une carie profonde : il rapporte cette dernière forme aux tubercules. Plus tard, en 1831 [2], dans un ouvrage fait en collaboration avec Trinquier, et qui ne parut qu'après sa mort, Delpech n'admet plus, comme cause du mal vertébral, que les tubercules, superficiels ou profonds. En 1836, Nélaton [3], dans sa thèse inaugurale, fait de la tuberculose osseuse une étude dont les conclusions, longtemps combattues, sont aujourd'hui unanimement adoptées.

Cependant, peu de temps auparavant, Nichet [4], tout en reconnaissant la nature tuberculeuse des lésions du mal vertébral, reprend une idée de Brodie et admet que la maladie débute par un travail phlegmasique développé au centre des fibro-cartilages, amenant la destruction des disques intervertébraux, et partant, la dénudation des vertèbres qui s'usent ensuite par un frottement réciproque. Ce sont des idées analogues que soutiendra plus tard Ripoll [5].

En 1850 s'ouvre une nouvelle période. Reinhardt, Virchow nient l'infiltration tuberculeuse de Laënnec dans le poumon, et en font une pneumonie caséeuse.

---

1. DELPECH. *Précis des malad. réputées chirurgicales,* 1816, t. III, p. 645.

2. DELPECH et TRINQUIER. *Observ. clin. sur les difformités,* 1831, p. 99, 101.

3. NÉLATON. Thèse de Paris, 1836.

4. NICHET. Sur la nature et le traitement du mal de Pott. *Gaz. méd.,* 1835, *ibid.,* 1840.

5. RIPOLL. Thèse de Paris, 1850. *Union méd.,* 1868, p. 850.

La dualité de la phthisie est admise. Naturellement ces théories sont appliquées à l'étude des lésions osseuses; l'infiltration tuberculeuse est niée dans les os comme dans les poumons, et les idée de Nélaton sont abandonnées. En 1858, à la Société de chirurgie, Bouvier et Morel-Lavallée, seuls, admettent la tuberculose osseuse comme seule cause du mal de Pott. Tous les autres chirurgiens, principalement Broca distinguent au moins deux variétés, l'une due au tubercule, l'autre à la carie, quand ils n'en reconnaissent pas une troisième dépendant de l'arthrite vertébrale.

Cette période, que Ch. Nélaton a qualifiée de période de recul, prend fin avec les recherches expérimentales de Villemin et les études microscopiques de Grancher, Köster, Malassez, Charcot, etc. La découverte du bacille de Koch donne le dernier coup aux théories dualistes : l'unité du mal de Pott, comme celle de la phthisie, est reconstituée et sa nature tuberculeuse unanimement reconnue.

D'autre part, les troubles nerveux du mal de Pott avaient été, au point de vue anatomique et clinique, l'objet de nombreux travaux. Ollivier (d'Angers)[1], Louis[2] avaient exposé les résultats de leurs observations, sans néanmoins les interpréter. Inspirée par

1. OLLIVIER (d'Angers). *De la moelle épinière et de ses maladies*, 1824.

2. LOUIS. *Rech. sur l'état de la moelle épinière dans la carie vert. Recherches anatomiques sur plusieurs maladies*, 1826.

Charcot, la thèse de Michaud[1] étudie les lésions méningées et médullaires, et leur rôle dans la production des phénomènes paralytiques. On peut croire
que la théorie exclusive de la compression pachy-
méningitique de la moelle est définitivement établie.
Cependant, de nos jours, un mouvement contraire
semble se produir e, et les recherches de Strumpell,
de Ziegler, de Kahler, de Schmaus, de Chipault, etc.
tendent à rattacher les symptômes médullaires à
des causes complexes et variées, soit de compression
directe ou indirecte, soit d'infection de la moelle.

Il ne nous reste à signaler que les études d'ensemble dont le mal de Pott a récemment été l'objet,
la remarquable monographie du professeur Lannelongue, la *Tuberculose vertébrale* (Paris, 1888), les ar-
ticles des dictionnaires Dechambre et Jaccoud, l'article *Spondylitis* de Lorenz dans la « Real-Encyclo-
pædie der gesammten Heilkunde » (Vienne, 1886,
t. XVIII, p. 611), les chapitres des traités d'orthopédie
de Bradford et Lovett (New-York, 1890), de Redard
(Paris, 1891), l'étude de Kirmisson dans le Traité de
chirurgie de Duplay et Reclus (t. III, p. 713), etc.

1. MICHAUD. Thèse de Paris, 1871.

CHAPITRE PREMIER

ANATOMIE PATHOLOGIQUE

LÉSIONS DES VERTÈBRES

Nous étudierons successivement, au point de vue anatomique :

1° Les lésions des vertèbres.

2° La gibbosité et les déformations secondaires mécaniques soit du squelette soit des viscères.

3° Les abcès.

4° Les altérations intra-rachidiennes et les troubles médullaires qui en dépendent.

5° Les lésions générales.

Lésions primitives des vertèbres. — Les lésions tuberculeuses qui constituent la cause anatomique du mal de Pott, s'établissent à peu près exclusivement dans le tissu spongieux des corps vertébraux. Rarement, le mal, au début, se localise dans l'apophyse épineuse, ou l'arc postérieur. Nous l'avons vu, d'ailleurs, cette forme de tuberculose rachidienne (le mal vertébral postérieur) ne produit jamais de gibbosité et presque jamais n'entraîne de phénomènes médullaires. On ne peut donc que par extension lui donner le nom de mal de Pott et l'étudier ici.

Exceptionnellement l'affection tuberculeuse se développe, à l'origine, dans les articulations du rachis. A la vérité, dans la région atlo-axoïdienne les lésions primitives paraissent souvent articulaires. Nous étudierons à part cette forme spéciale désignée sous le nom de *mal sous-occipital.*

La possibilité, voire même la fréquence du début des lésions dans les disques intervertébraux a été admise par Brodie[1], Nichet[2], Ripoll[3], Broca[4]. Dès 1840 Lenoir[5] avait démontré que la lésion du fibro-cartilage est secondaire.

Le processus tuberculeux s'établit donc au début dans les corps vertébraux et d'habitude y reste confiné. Son extension aux apophyses transverses, articulaires ou épineuses est rare, en raison, disent Bradford et Lovett[6] de la structure compacte du tissu osseux dans ces parties.

1. Brodie. *Traité des mal. des articul.* Trad. Marchant. Paris, 1819, p. 197. Obs. L, LI.

2. Nichet. *Gaz. méd,.* 1840, nos 25, 26, 28, 31, 32.

3. Ripoll. Th. Paris, 1850.

4. Broca. *Bull. Mém. Soc. de chir.,* 1858, p. 422. *Ibid.,* 1864, p. 100.

5. Lenoir. *Arch. gén. méd.,* 1840, Décembre, p. 465.

6. Bradford et Lovett. *Orthop. Surgery,* p. 4.

Les lésions des corps vertébraux peuvent être *profondes* ou *superficielles*. Les premières se présentent sous les deux formes décrites par Nélaton, le *tubercule enkysté*, et l'*infiltration tuberculeuse*. Dans le cas de tubercule enkysté on trouve des pertes de substance de forme globuleuse ou irrégulière, uniques ou multiples, contenues dans les limites d'un corps vertébral, ou ouvertes plus ou moins largement à l'extérieur. Les cavités ont leurs parois recouvertes d'un tissu de granulations, tantôt molles et infiltrées plus ou moins loin dans les tissus avoisinants; elles contiennent alors du pus plus ou moins épais (forme *humide* de Kœnig); tantôt la membrane de revêtement granuleux est comme sclérosée et assez nettement limitée : elle contient alors des fongosités et de la matière caséeuse (forme *sèche* de Kœnig). La première forme appartient à la période envahissante du processus : la seconde indique plutôt une tendance à la réparation. Kœnig[1] établit entre ces deux aspects des lésions qu'il considère comme deux formes différentes, une distinction capitale, selon que les fongosités développées dans le foyer primitif et les points envahis secondairement sont formées de bourgeons secs où prédomine la tendance à la production d'un tissu fibreux cicatriciel, ou qu'il existe une tendance à la caséification et au ramollissement, c'est-à-dire à la

---

1. Kœnig. *Tuberculose des os et des articulations*. Trad. Liebrecht, p. 9.

-formation du pus. La forme sèche se prête beaucoup moins à la propagation locale de la tuberculose,
et a une tendance propre à la production d'un tissu
cicatriciel. Les foyers mous, où se forme un
liquide, tendent à s'agrandir, à se propager, et sont
l'origine des abcès. D'après Kœnig, le processus
conserve toujours la forme sèche ou molle qu'il a
présentée au début.

L'*infiltration tuberculeuse* demi-transparente, puis
opaque ou puriforme, aboutit à la formation d'un
séquestre, plus ou moins étendu, de forme arrondie
ou cunéiforme, occupant parfois tout un corps vertébral, séparé des tissus sains par une zone d'ostéite
raréfiante, d'où la production d'un tissu embryonnaire qu'envahissent bientôt les nodules tuberculeux. Il se forme ainsi un sillon d'élimination qui
amène la séparation du séquestre, contenu dans une
cavité que tapisse une membrane tuberculeuse.
L'évolution ultérieure devient la même que pour le
tubercule enkysté.

Quelle que soit la forme, il se produit dans la zone
bordant la lésion tuberculeuse une réaction inflammatoire. Dans la forme molle à évolution envahissante, cette zone présente des lésions d'ostéite
raréfiante, exagérées encore par la compression
(ulcération compressive) et offrant un terrain favorable à l'extension des altérations tuberculeuses.
Dans le cas contraire, cette irritation de voisinage
se traduit par une ostéite condensante qui tend à

limiter le mal. Si cette zone irritative affleure la couche sous-périostée, elle active les fonctions ostéogènes de cette dernière. Il se forme ainsi à la surface de l'os des végétations osseuses, sortes de colonnes de renforcement s'étendant le long d'une vertèbre, ou même d'une vertèbre à une vertèbre voisine.

Les *lésions superficielles* peuvent accompagner les lésions profondes, soit qu'elles se produisent en même temps que celles-ci, soit qu'elles proviennent de leur extension jusqu'à la surface. Dans d'autres cas, les lésions superficielles existent seules. Leur aspect microscopique les rend très différentes des lésions profondes, si bien que pendant très longtemps on les a crues de nature et d'origine différentes, et qu'on les a attribuées à la *carie*. On sait aujourd'hui que les lésions superficielles sont dues à l'envahissement tuberculeux de la couche sous-périostée. Cet envahissement peut être limité ou diffus; dans le premier cas il se forme tout autour une zone inflammatoire qui amène la sclérose et la transformation fibreuse de la couche sous-périostée, et la condensation des portions osseuses voisines. La fonte du foyer tuberculeux forme un abcès superficiel, qui tend à se faire jour à travers le périoste soulevé. Si la lésion est diffuse, la fonte purulente des granulations amène le décollement plus ou moins étendu du périoste : l'os enflammé et privé de vascularisation dans ses couches superficielles

offre un terrain propice à l'envahissement du processus, et présente toutes les altérations de l'infiltration
tuberculeuse. Les corps vertébraux sont alors dé-
nudés, sur une étendue parfois très considérable ;
la surface dénudée, quelquefois lisse, le périoste
étant simplement décollé, est ordinairement ru-
gueuse, creusée d'excavations, ou hérissée de spi-
cules osseux de nouvelle formation. Parfois de petits
séquestres encore adhérents se rencontrent à la surface de l'os. Celle-ci est tantôt condensée, tantôt
ramollie et raréfiée.

Il est facile de comprendre que de pareilles lésions, absolument superficielles, n'entraînent jamais
la formation de gibbosités, tandis qu'au contraire,
elles sont une cause à peu près constante d'abcès
ossifluents.

Le plus souvent, d'ailleurs, on trouve les deux
catégories de lésions, superficielles et profondes
associées.

Les lésions nées dans un corps vertébral s'é-
tendent peu à peu, arrivent au disque intervertébral
qu'elles envahissent et détruisent, et passent à la
vertèbre voisine. On peut voir des foyers compre-
nant ainsi plusieurs vertèbres plus ou moins altérées. Cinq à six corps vertébraux peuvent avoir
même disparu complètement, ou laissant des débris.

Il n'y a généralement qu'un centre d'altérations,
au-dessus et au-dessous duquel se montrent des lésions d'importance décroissante à mesure qu'elles

sont plus éloignées du centre. La présence de deux foyers dans deux régions différentes est absolument exceptionnelle : encore les deux foyers sont-ils généralement reliés par une série ininterrompue d'altérations superficielles ou profondes.

Les lésions microscopiques n'offrent ici rien de particulier. Nous renvoyons pour leur étude à toutes les descriptions de la tuberculose osseuse en général.

Tuberculose postérieure. — Beaucoup plus rarement, nous l'avons vu plus haut, on trouve les lésions tuberculeuses localisées aux arcs postérieurs des vertèbres. L'étude de ces lésions, constituant le *mal vertébral postérieur*, a été surtout faite par M. Lannelongue (*loc. cit.*, p. 252). Nous ne pouvons mieux faire que de résumer ce qu'il en a dit au point de vue anatomique.

Les lésions n'atteignent ordinairement qu'un arc, rarement deux ou plus; et siègent surtout au niveau des apophyses transverses, puis des apophyses épineuses généralement superficielles et peu étendues, elles déterminent vite la formation d'un abcès. Celui-ci peut persister après guérison de la partie osseuse. Gaujot attribuait à une périostite externe ces abcès en apparence indépendants de l'os.

Si l'altération superficielle s'étend, elle peut à sa périphérie irriter la couche médullaire sous-périostée, d'où formation d'hyperostoses plus ou moins épaisses pouvant souder deux apophyses voisines.

Tuberculose sacro-coccygienne. — Au lieu de siéger sur les vertèbres proprement dites, les lésions peuvent affecter le sacrum ou le coccyx. La *tuberculose du sacrum* peut être primitive. Elle s'établit alors sur l'une ou l'autre des faces du sacrum, aussi bien vers la base que vers la pointe, sur la ligne médiane que vers les bords. Les foyers tuberculeux sont profonds ou superficiels. Nous laissons de côté l'arthrite tuberculeuse de l'articulation sacro-iliaque, ou *sacro-coxalgie* qui ne rentre pas dans notre cadre.

La tuberculose du sacrum peut être secondaire; tantôt elle est consécutive à une lésion des vertèbres lombaires inférieures et leur succède par propagation directe : tantôt un abcès provenant d'une vertèbre lombaire plus ou moins éloignée, en contact avec le périoste sacré, perfore celui-ci et amène la tuberculisation de la couche sous-périostée.

La *tuberculose primitive du coccyx* est exceptionnelle. Ordinairement la lésion venant du sacrum envahit l'articulation sacro-coccygienne, et s'étend secondairement au coccyx (ostéo-arthrite tuberculeuse sacro-coccygienne).

Les lésions sacro-coccygiennes n'entraînent jamais de déformation osseuse proprement dite. L'irritation de la couche sous-périostée peut donner lieu à de l'empâtement et très rarement à la production d'hyperostoses, à la face antérieure.

CHAPITRE II

ANATOMIE PATHOLOGIQUE (*suite*).

GIBBOSITÉ — DÉFORMATIONS CONSÉCUTIVES DU SQUELETTE ET DES VISCÈRES

La destruction de la substance spongieuse au niveau du foyer tuberculeux, l'ostéite raréfiante dont elle peut être le siège à l'entour diminuent la résistance des corps vertébraux à la surcharge que leur transmet le poids des parties sus-jacentes. Un affaissement de la partie antérieure, malade, des vertèbres en est la conséquence et produit la gibbosité. Cet affaissement peut se faire de deux façons différentes.

Tantôt la perte de substance étant peu étendue, mais la résistance des tissus voisins étant altérée sur une étendue assez grande, l'affaissement se produit *graduellement*. Tantôt, au contraire, la perte de substance occupant la presque totalité du corps

d'une ou plusieurs vertèbres, et le poids des parties
sus-jacentes n'étant soutenu que par une sorte de
coque superficielle, plus ou moins mince et d'ailleurs altérée, cette dernière se rompt *brusquement;*
l'affaissement est soudain, et l'apparition de la gibbosité, subite. C'est souvent à l'occasion d'un traumatisme léger et sans proportion aucune avec l'effet
produit que la déformation apparaît ainsi.

Les foyers étant généralement médians, et
occupant toute la largeur des corps vertébraux,
l'affaissement produit une courbure, de forme angulaire, dont le sinus est ouvert en avant. En arrière,
cette inflexion produit un angle saillant, la gibbosité
proprement dite. Lorsque la solution de continuité
est complète, les extrémités des deux segments
supérieur et inférieur viennent au contact l'une de
l'autre et limitent ainsi l'inflexion.

L'angle formé par les deux segments varie suivant les cas. Si la solution de continuité est incomplète, il est très obtus. Il est d'autant plus aigu que
la solution de continuité est plus étendue, et peut
aller jusqu'à l'angle droit.

L'angle saillant postérieur n'est pas en relations
absolues avec l'angle rentrant antérieur. Si ce dernier
est dû à la disparition de plusieurs corps vertébraux
consécutifs, du côté de la gibbosité, les apophyses
épineuses conservées devront pour se loger décrire
une sorte de courbe en forme d'anse.

Parfois l'inclinaison n'a pas lieu exactement dans

le plan antéro-postérieur, et le sommet de la gibbosité peut être déjeté plus ou moins latéralement ; la
déformation prend ainsi quelque analogie avec celle
de la scoliose. Ceci a lieu surtout quand les foyers
tuberculeux au lieu d'être médians occupent une
situation latérale.

Dans quelques cas la réunion des segments n'a pas
lieu dans le plan médian antéro-postérieur. Le segment supérieur subit un déplacement latéral ordinairement peu prononcé. La *subluxation* ainsi pro-
duite est généralement incomplète.

D'autre part, quand l'inflexion est très aiguë il peut
se faire que l'extrémité inférieure du segment supérieur, au lieu de reposer sur la partie correspondante du segment inférieur; le déborde en avant ou,
au contraire, soit en contact avec elle par la partie
antérieure de la dernière vertèbre sus-jacente.

Au niveau de la courbure, la solution de continuité plus ou moins effacée par le contact des deux
segments représente le foyer tuberculeux principal.
Limité par les grands surtouts ligamenteux, ce foyer
renferme des débris de séquestre osseux, des fragments de disques, entourés de masses fongueuses
rougeâtres ou gisant dans de la matière caséeuse, ou
un déliquium purulent.

Après l'affaissement du rachis, la gibbosité est définitivement établie. Néanmoins la guérison peut survenir, mais le processus qui y conduit diffère suivant que la suppuration s'établit ou non. Dans le cas

où les lésions guérissent sans suppuration, ou du moins sans apparition du pus à l'extérieur, on a affaire à la forme sèche de Kœnig. Le processus tuberculeux tendant à rétrocéder, les granulations fongueuses qui finissent par emplir le foyer perdent leur caractère tuberculeux et manifestent une tendance à la transformation fibreuse. En même temps, la couche médullaire sous-périostée, atteinte comme nous l'avons montré plus haut par l'irritation de voisinage, tend à produire une sorte de cal périphérique engainant les restes des corps vertébraux. Le tissu fibreux du foyer s'infiltre de son côté de sels calcaires et peut même devenir le siège d'un véritable travail d'ossification.

Quand la guérison est complète, une coupe à la scie au niveau du foyer ne permet d'en découvrir aucune trace. Les restes des vertèbres malades et les vertèbres voisines sont fondus en une masse osseuse homogène, derrière laquelle les apophyses épineuses intactes donnent seules la notion du nombre de vertèbres détruites. Malheureusement dans certains cas le tissu des granulations ne subit pas entièrement les transformations décrites. Il reste ainsi au sein de la masse des foyers microbiens latents dont l'activité à un moment donné peut se réveiller, et qui peuvent amener des récidives. Les restes nécrosés de substance spongieuse ayant résisté à la résorption peuvent jouer un rôle analogue.

Si on a affaire à la forme molle où la désintégra-

tion des masses tuberculeuses et leur suppuration
sont fatales, ou s'il existe des séquestres, enkystés
ou trop volumineux pour être résorbés, la guérison ne
peut avoir lieu qu'après l'ouverture du foyer à l'extérieur. Nous étudierons plus loin ce processus avec
les abcès par congestion. Notons toutefois que souvent des abcès peu volumineux s'étant formés, peuvent être enkystés ; le pus se résorbe et la guérison
peut survenir sans ouverture à l'extérieur.

*Modifications du canal vertébral et des trous de conju-
gaison.* [— Quelle que soit l'inflexion du rachis, au
niveau de la gibbosité, le canal rachidien *n'est jamais
rétréci.* Parfois même, il est plus ou moins dilaté.
Mais sa direction est altérée. Au niveau de l'inflexion,
il fait un coude plus ou moins brusque, et si,
sur la paroi postérieure, l'imbrication des lames
constitue une courbe arrondie, la paroi antérieure
peut présenter transversalement une *vive arête.* Un
fragment osseux, un séquestre peut être projeté en
arrière et faire saillie dans le canal. Sauf ce cas très
rare, le calibre du canal n'est jamais diminué.

Les trous de conjugaison, malgré le tassement antérieur des pédicules ne sont jamais assez rétrécis
pour comprimer les nerfs rachidiens. Souvent
même, par suite de l'érosion tuberculeuse, ils peuvent être agrandis.

*Déformations secondaires du rachis. Courbures de
compensation.* — La gibbosité, une fois formée, entraîne des *déformations secondaires.* Le segment su-

périeur, par suite de la cyphose, se trouve incliné en avant, dans une position telle que, dans beaucoup de cas, elle est inconciliable avec la station debout. Afin de permettre l'attitude redressée du tronc, les malades prennent instinctivement une position compensatrice, et par l'action des extenseurs rachidiens, ils impriment aux segments du rachis situés au-dessus et au-dessous de la gibbosité, de la cyphose angulaire, une courbure lordotique de compensation. Celle-ci est évidemment variable suivant la région qu'occupe la gibbosité. Si la gibbosité est placée au niveau d'une région naturellement cyphotique, par exemple au milieu de la région dorsale, la compensation s'effectuera simplement par l'exagération des courbes lordotiques normales des segments situés au-dessus et au-dessous, des régions cervicale et lombaire.

Si au contraire la cyphose tuberculeuse atteint un segment normalement lordotique, la compensation aura lieu par une modification très sensible, parfois même une interversion des courbes normales antéro-postérieures du rachis. La cyphose des portions inférieures de la région cervicale ou supérieure de la région dorsale entraînera l'aplatissement, ou même, à un degré supérieur; l'interversion de la courbure cyphotique normale du dos, si bien que tout le rachis, depuis l'angle d'inflexion jusqu'au sacrum, ne formera qu'une seule courbure lordotique allongée. La partie de la région cervicale, située au-dessus du foyer, sera inclinée suivant une position lordotique plus accentuée qu'à l'état normal ; la tête s'inclinera en arrière, la face regardant plus ou moins haut.

Dans la cyphose lombaire, la lordose du segment lombaire non atteint par le mal et la lordose cervicale sont exagérées ; la cyphose dorsale est aplanie ou transformée en lordose. Nous verrons plus loin les modifications du bassin.

Quand la gibbosité n'est pas purement postérieure, qu'elle s'accompagne d'un certain degré de déviation latérale, la compensation se fait dans la direction oblique opposée. L'affection peut alors, jusqu'à un certain point, simuler une scoliose, mais la direction antéro-postérieure prédominante de la courbure primitive est en général assez marquée pour que cette confusion soit impossible.

Ces courbures de compensation, d'abord dues à la contraction active des muscles, finissent à la longue par se fixer et devenir définitives. Le mécanisme de cette fixation est identique à celui que l'on rencontre pour les courbures de compensation dans la scoliose. (Voir l'anatomie pathologique dans les « Scolioses » par M. Denucé, collection Charcot-Debove.) Le mal de Pott, comme la scoliose, appartient en effet à la période où le développement du rachis atteint son maximum d'activité. L'inégale répartition du poids, due à la déformation primitive, entraîne des déformations secondaires des os ; l'inégal allongement des ligaments, le déplacement et la diminution de la mobilité du *nucleus pulposus* dans les disques intervertébraux contribuent à fixer les courbures de compensation.

Des déformations d'un ordre analogue peuvent affecter le *bassin*, le *thorax*, et même le *crâne* et la *face*, pourvu bien entendu que ces portions du squelette n'aient pas atteint leur entier développement et soient susceptibles d'être modifiées dans leur croissance.

A. Déformations secondaires du bassin. — Décrites en Allemagne par Rokitansky[1] sous le nom de *bassin cyphotique*, par Nœgele, sous le nom de *bassin en entonnoir*, et en France par Chantreuil[2], ces déformations sont à peu près identiques dans toutes les formes de cyphose. Elles n'apparaissent guère que si la cyphose siège dans la région lombaire ou tout au moins dans la région dorsale inférieure. Vu le redressement du bassin et le déplacement horizontal du détroit supérieur, la direction générale du sacrum se rapproche de la verticale. Sa courbure normale est aplanie d'une façon notable. Son extrémité supérieure se trouve ainsi reportée en arrière, d'où une augmentation du diamètre antéro-postérieur du détroit supérieur. Vu la disposition des surfaces articulaires sacro-iliaques, les crêtes iliaques, surtout à leur partie postérieure, sont écar-

1. Rokitansky. *Lehrbuch der path. Anatomie.* Wien, 1856, II, p. 170.
2. Chantreuil. Thèse de Paris, 1869.

tées et déjetées en dehors; le diamètre transverse se trouve également augmenté. En revanche, la pointe du sacrum est repoussée en avant, et, par un mouvement de bascule analogue, les tubérosités ischiatiques sont ramenées en dedans, et rapprochées l'une de l'autre. Tous les diamètres du détroit inférieur sont ainsi modifiés et diminués, et le bassin prend bien, selon l'expression de Nœgele, la forme d'un entonnoir.

Cette déformation, généralement symétrique, peut être altérée par des lésions latérales du sacrum (Chantreuil), ou de l'articulation sacro-iliaque, comme aussi par la déviation latérale de la gibbosité. Le bassin cyphotique devient en outre oblique-ovalaire.

B. DÉFORMATIONS DU THORAX. — Le thorax n'est déformé que dans le mal de Pott dorsal. Les déformations diffèrent essentiellement suivant que la lésion occupe le segment supérieur ou le segment moyen et inférieur du rachis dorsal. Dans le premier cas, les vertèbres dorsales supérieures sont infléchies en avant : leur face antérieure regarde plus ou moins en bas. Dès lors les premières côtes se dirigent en bas vers le sternum, qui, forcé de s'abaisser, se rapproche du rachis, aplatissant le thorax d'avant en arrière. Les côtes subissent une diminution de courbure qui rétrécit transversalement le thorax. Au contraire, dans la gibbosité dorsale inférieure, l'affaissement des corps vertébraux raccourcit le rachis dorsal : le sternum resté en place a sa longueur normale, mais bombe en avant : les côtes doivent diverger en haut et en bas pour se relier à lui : leur courbure s'exagère, et le thorax devient *globuleux*. Le diamètre vertical est seul diminué.

Dans les deux cas la capacité thoracique est amoindrie, et les altérations des côtes gênant les mouvements thoraciques, la respiration est surtout diaphragmatique.

C. DÉFORMATIONS DU CRANE ET DE LA FACE. — Witzel et Lorenz [1] ont appelé l'attention sur les changements notables qu'éprouvent la face et le crâne. La tête est « cyphotique ». Le diamètre mento-occipital paraît allongé, et le fronto-occipital raccourci. Witzel attribue ces changements à la position d'extension exagérée que la lordose cervicale compensatrice donne à la tête, et par suite de laquelle la face, au moment de la croissance, est comme tirée en bas par les parties molles du cou. Peut-être avec Lorenz pourrait-on penser à l'action d'une force équilibrante (*Belastungswirkung*) qu'amènerait la modification prolongée du port de la tête ; c'est d'après un mécanisme analogue que, suivant Nicoladoni [2], se produirait dans le torticolis l'asymétrie du crâne.

D. DÉFORMATIONS MÉCANIQUES ET ALTÉRATIONS SECONDAIRES DES VISCÈRES. — Dans la région cervicale comme

---

1. LORENZ. Art. « Spondilitis » in *Real Encyclopædie*, t. XVIII, p. 623.

2. NICOLADONI. Ueber den Zusammenhang von Wachsthum storungen und Difformitäten. *Wien. med. Jahrb.*, 1886, p. 263.

dans la région lombaire, les viscères sont peu modifiés par l'existence de la gibbosité. A coup sûr, la capacité du cou, celle surtout de la cavité abdominale, peuvent être très diminuées. Mais la plupart des organes, pour s'accommoder à ces changements, ne subissent que des déformations peu importantes. Il n'en est pas de même dans la région thoracique.

Appareil respiratoire. — Par suite du rétrécissement et de la déformation de la cage et de la cavité thoracique, les poumons sont gênés dans leur développement, et altérés dans leur forme. La compression met un obstacle à leur fonctionnement physiologique, et par là diminue les échanges gazeux si nécessaires à la vie des organes. D'autre part la circulation sanguine pulmonaire est entravée. Cette stase d'un sang moins riche en oxygène dans les vaisseaux pulmonaires entraine des altérations nutritives, qui se traduisent en clinique par une plus grande susceptibilité de l'organe, une prédisposition à toutes les affections inflammatoires, bronchites, pneumonies, etc. ; en anatomie pathologique, par de l'œdème chronique ou de l'emphysème de l'induration brune (Bollinger), du parenchyme pulmonaire, etc.

Cœur. — Ces troubles de la circulation retentissent rapidement sur le cœur droit qui se dilate, puis s'hypertrophie ; il peut se produire une insuffisance des orifices pulmonaire ou tricuspidien. Les parois musculaires du cœur, malgré leur hypertrophie, peuvent ne pas suffire à la compensation (Œrtel[1]) et sont envahies par la dégénérescence graisseuse (H. Kurzak[2], E. Neidert[3]).

Du côté du cœur gauche les mêmes phénomènes sont amenés par des causes d'un ordre différent.

Aorte. — L'inflexion du rachis amène parfois de graves altérations de l'aorte.

Celle-ci, immobilisée par les artères intercostales, doit suivre les courbures du rachis (Bouvier[4], Lannelongue[5], Tournissont[6]). Rarement elle subit un déplacement latéral ou une déviation en V ouvert en avant, ou latéralement. Au contraire, on trouve assez souvent une courbure antéro-postérieure ou latérale telle que l'aorte décrit une S à boucles courtes et rapprochées jusqu'au contact. Enfin dans certains cas la déviation présente des inflexions multiples superposées plus ou moins régulièrement (Bouchacourt[7]). Ses parois sont plissées, parfois comme invaginées (Goodhart[8]) et son calibre très diminué. De là une gêne de la circulation qui ex-

1. OERTEL. *Therapie der Kreislaufstörungen.*

2. H. KURZAK. *Ueber den Tod durch Herzermüdung in folge von Kypho-Scoliose.* Inaug. Dissert. Munich, 1883.

3. NEIDERT. *Ueber die Todesur sachen bei Deformitäten der Wirbelsäule.* Inaug. Dissert. Munich, 1883.

4. BOUVIER. *Leç. clin. sur les mal. de l'app. locom.*, I, p. 17.

5. LANNELONGUE. *Loc. cit.*, p. 105. *Soc. chir.*, 1886, p. 515.

6. TOURNISSONT. Th. Paris, 1887.

7. BOUCHACOURT. *Revue d'Orthop.*, 1893, 1er mai, p. 224.

8. GOODHART. *Tr. path. Soc.* London, 1877-78, XXIX, p. 78.

plique le souffle signalé par French[1] au niveau de la gibbosité, la dilatation du cœur gauche, et peut-être certains phénomènes vagues de parésie, certains troubles trophiques des membres inférieurs.

L'œsophage est peu modifié dans sa forme et dans sa direction (Hacker).

1. FRENCH. *Society of the alumni of Bellevue hosp.*, 7 déc. 1887. *N.-Y. med. Journ.*, 1888, I, 11 févr., p. 162.

CHAPITRE III

ALTÉRATIONS DES PARTIES MOLLES EXTRA-RACHIDIENNES

ABCÈS OSSIFLUENTS — INFECTION GANGLIONNAIRE —
LÉSIONS PAR PROPAGATION — LÉSIONS GÉNÉRALES

Les altérations des parties molles extra-rachidiennes comprennent les *abcès ossifluents*, les *infections ganglionnaires*, les *lésions tuberculeuses* des parties molles par propagation de voisinage, enfin les *lésions générales*.

A. *Abcès ossifluents.* — Désignés par Ledran sous le nom de collections de pus, par Desault et Boyer sous celui d'abcès par congestion, d'abcès ossifluents par Gerdy, les abcès froids d'origine osseuse ont été appelés par Lannelongue abcès tuberculeux. Nous conserverons de préférence l'expression d'abcès ossifluent qui indique l'origine osseuse de ces

collections et leur tendance à émigrer au loin avant
de s'ouvrir à l'extérieur.

Pathogénie. — Lorsque le processus tuberculeux
envahit primitivement ou par extension la couche
sous-périostée, le pus qui s'y forme ou y arrive soulève le périoste doublé du grand surtout ligamenteux et de tissu cellulaire. Ce dernier, sous l'influence de l'irritation de voisinage se transforme en
tissu embryonnaire. Le pus ayant franchi la barrière formée par le périoste et le ligament se met
en contact avec ce tissu, dont la couche profonde ne
tarde pas à subir l'envahissement tuberculeux. La
fonte purulente de cette couche agrandit la cavité,
tandis que la couche superficielle s'étend progressivement et amène l'accroissement de l'abcès. Cet
accroissement se fait non pas symétriquement, mais
dans une direction et sur des points toujours à peu
près les mêmes dans une région donnée. La régula-
rité de cette marche a été diversement interprétée.
Nélaton[1] invoquait diverses causes anatomiques et
physiques, la résistance de certains tissus, les contractions musculaires et surtout la pesanteur. Cependant on voit souvent des abcès suivre un trajet
en sens inverse de la pesanteur. Henke et Kœnig
ont montré que l'eau injectée sous pression dans le
tissu conjonctif prévertébral s'infiltre dans les espaces cellulaires en suivant les mêmes voies que le

____

1. NÉLATON. *Éléments de path. chir.*, 1847, t. II, p. 82.

pus tuberculeux. Lannelongue (p. 87) fait observer
que le pus n'est pas, comme l'eau des expériences,
infiltré dans les espaces. La paroi de l'abcès joue
un rôle actif, se détruisant par sa face profonde et
envahissant de follicules nouveaux les couches cellulaires voisines. Or cet envahissement se fait plus facilement dans le tissu conjonctif, surtout s'il est
lâche et abondant. Les aponévroses résistent au contraire, et forment une sorte de barrière à l'abcès.

L'action de la pesanteur est pourtant réelle, et
due au poids spécifique des bacilles, un peu supérieur à la densité du liquide collecté. Les micro-
organismes ont donc une tendance à s'amasser
dans les parties les plus déclives de la cavité, d'où,
en ces points, une infection plus active, et une infiltration granuleuse plus étendue.

Sur son chemin l'abcès ossifluent, par l'irritation
de voisinage qu'il cause, peut amener l'adhérence des
membranes séreuses ; il peut envahir les parois des
organes creux, les perforer (poumon, trachée, œsophage, intestin, vessie, etc.) et s'ouvrir ainsi dans
leur cavité.

Le plus souvent, il arrive jusqu'à la surface cutanée. Le derme envahi par sa face profonde s'amincit,
cède, et il se fait une ouverture faisant communiquer
la cavité de l'abcès avec l'intérieur. D'autres fois des
phénomènes phlegmoneux éclatent au point saillant
déterminant l'ouverture.

Anatomie pathologique. — La *paroi* de l'abcès est

donc formée par une membrane dont la surface interne inégale, creusée d'anfractuosités, hérissée de bourgeons, pâles ou rougeâtres, ou de colonnes dues à la saillie des vaisseaux, nerfs ou tendons sous-jacents, limite une cavité allongée et irrégulière incomplètement cloisonnée par places. La surface externe est en continuité avec les tissus voisins. Le *contenu* est un liquide caséeux ou séreux, contenant des membranes flottantes, des exsudats fibrineux (signe distinctif des collections tuberculeuses pour Riedel), parfois des débris osseux. Au microscope on y trouve des détritus de tissus infiltrés de tubercules et de nombreux bacilles de Koch.

Trajet régional des abcès ossifluents. Région cervicale. — Les abcès cervicaux peuvent se dévelopoer sur les parties antérieures, latérales, ou postérieure du rachis. Ils sont le plus souvent descendants, et s'éloignent plus ou moins de leur point d'origine. Ils peuvent néanmoins rester sessiles.

Le pus provenant des *vertèbres cervicales supérieures* suit d'abord l'espace rétropharyngien. Il repousse la paroi postérieure du pharynx et y détermine une saillie qui peut être vue ou sentie par la bouche. La déglutition peut être très gênée. Le pus descendant envahit l'espace rétro-œsophagien, repoussant non seulement la paroi postérieure de l'œsophage, mais quelquefois la trachée, d'où dyspnée. Il peut descendre encore et envahir le médiastin postérieur ou suivre l'artère thyroïdienne inférieure, gagner les parties latérales du cou et y constituer une tumeur fluctuante que la contraction des muscles superficiels du cou montre située sous ceux-ci.

Quand l'abcès est latéral, il suit les nerfs cervicaux, arrive dans le creux sus-claviculaire, en arrière du bord postérieur du muscle sterno-mastoïdien ; il peut passer sous la clavicule avec les vaisseaux sous-claviers, et arriver dans le creux axillaire. Parfois l'abcès chemine directement en avant, de chaque côté du pharynx : il peut alors remonter, le long de l'aponévrose buccale, vers la joue.

La paroi de ces abcès, quand ils sont ouverts, est généralement épaisse et dure.

Région dorsale. — Les abcès de la région dorsale sont antérieurs ou latéraux. Tout d'abord les petites collections restent sessiles sous les organes du médiastin, l'œsophage et l'aorte, ou latéralement, la plèvre (abcès sacculaires). Les abcès antérieurs ou médians, en s'accroissant, amènent rarement l'envahissement tuberculeux des parois de l'aorte ou de l'œsophage. Les abcès latéraux, au contraire, après avoir déterminé des adhérences pleurales, peuvent envahir le poumon, s'ouvrir dans les bronches et déterminer une vomique. Le liquide expectoré contient du pus, quelquefois de la matière caséeuse, et des débris de séquestre (Chénieux, Thèse de Paris, 1873). Dans d'autres cas, l'abcès, augmentant de volume, s'étend latéralement et peut simuler une collection pleurétique enkystée. Assez rarement ces abcès suivent le trajet des nerfs intercostaux. Ils peuvent alors soit perforer, de dedans en dehors, les muscles intercostaux et devenir sous-cutanés, soit aller en avant du thorax former une collection fluctuante qui, au-devant du cœur, peut même sembler pulsatile (Lannelongue).

Le pus, provenant des deux *vertèbres dorsales supérieures* (des trois suivant Lorenz), suit souvent un trajet rétrograde ; il remonte dans le tissu cellulaire lâche prévertébral, atteint le tissu rétro-œsophagien cervical, et peut, en suivant le faisceau vasculo-nerveux du membre supérieur, se montrer soit dans la région sous-claviculaire, soit dans le creux axillaire.

Dans les abcès des *vertèbres dorsales moyennes* ou *inférieures* le pus suit ordinairement l'atmosphère celluleuse de l'aorte, et traverse le diaphragme par l'orifice aortique. Plus rarement il franchit l'orifice œsophagien, et plus rarement encore les fentes réservées aux nerfs splanchniques et aux veines azygos et semi-azygos. Parvenu dans l'abdomen, le pus suit l'aorte, puis l'artère iliaque primitive, dans la fosse iliaque. Là, en raison de la laxité du tissu cellulaire sous-péritonéal, la collection présente une dilatation assez notable. Le pus peut alors prendre un des trajets suivants :

1° Soit suivre l'artère iliaque interne, arriver dans le petit bassin et s'ouvrir, ou dans le rectum, ou à la marge de l'anus (d'où la possibilité d'un diagnostic

erroné de fistule anale), ou dans la vessie ou le
vagin ;

2° Soit suivre l'artère iliaque externe, passer sous
l'arcade de Fallope, et venir faire saillie dans le
triangle de Scarpa au-devant de l'artère fémorale
dont on ne sent plus les battements (abcès ilio-fémoral);

3° Soit suivre le nerf sciatique ou les vaisseaux fessiers à travers la grande échancrure sciatique, et
venir apparaître à la partie postérieure de la cuisse
(abcès ischio-fémoral);

4° Enfin, plus rarement, le pus s'étend dans le tissu
sous-péritonéal de la fosse iliaque, vers la paroi
abdominale antérieure (abcès ilio-abdominal). Dans
des cas exceptionnels il s'engage dans le canal inguinal, et tombe dans le scrotum (abcès ilio-scrotal).

En général, les abcès de la douzième, et quelquefois de la onzième vertèbre dorsale se comportent
comme les abcès de la région lombaire.

Région lombaire. — Les abcès, sessiles au début,
peuvent ici encore être divisés en antérieurs et latéraux. Les abcès antérieurs, en s'accroissant, suivent
généralement l'aorte et évoluent comme les abcès
de la région dorsale. Quelquefois, surtout pour les
vertèbres inférieures, l'abcès soulève le surtout antérieur et descend entre ce ligament et le périoste vertébral jusqu'à la face antérieure du sacrum. Il se
comporte alors comme les abcès sacrés antérieurs.
Les abcès latéraux peuvent passer entre les inser-

tions du muscle psoas, venir envahir l'atmosphère celluleuse périnéphrétique et suivre l'uretère jusque dans la fosse iliaque. On a vu l'uretère déplacé ou comprimé par ces abcès (Boyer). Une hydronéphrose peut même résulter de cette compression (Gaucher[1]). Lannelongue a vu un abcès s'ouvrir dans l'uretère.

Dans quelques cas, ces abcès dorsaux ou lombaires d'origine font saillie au niveau du triangle de J.-L. Petit.

Le plus souvent, les abcès lombaires, occupant les parties latérales des vertèbres qui sont recouvertes par les insertions du muscle psoas, envahissent de suite le tissu cellulaire séparant les fibres musculaires, les écartent, les refoulent excentriquement, et finissent par convertir la totalité du muscle en une vaste poche remplie de pus. Toujours contenu entre les aponévroses d'enveloppe du psoas, dans la gaine du muscle, il passe sous l'arcade crurale, et arrive jusqu'au petit trochanter. Dans ce trajet, l'abcès conserve les mêmes rapports avec les vaisseaux que le psoas lui-même : il est donc situé *au-dessous* d'eux et non pas au-dessus, comme dans le cas d'abcès ilio-fémoral (Tavignot).

L'abcès peut alors devenir sous-cutané, passant ou en dehors des vaisseaux, ou à la partie interne du membre, au niveau du petit trochanter, ou plus en arrière, entre le grand trochanter et l'ischion. On a

---

1. GAUCHER. *Soc. anat.*, 1878, p. 117.

vu quelquefois ces abcès s'ouvrir dans la bourse séreuse placée sous le muscle iliaque, et de là. pénétrer dans l'articulation coxo-fémorale dont la synoviale communique souvent par un orifice avec cette bourse séreuse.

Nous verrons plus loin ce que deviennent les abcès qui, nés de la partie postérieure des corps vertébraux, ou passant par les trous de conjugaison, s'étendent dans la cavité du canal médullaire. .

Région sacro-coccygienne. — Les abcès, nés d'une lésion superficielle de la face antérieure du sacrum, ou venant de plus haut et arrivés secondairement en ce point, se développent dans le tissu cellulaire qui recouvre le sacrum. Sur les côtés, ils peuvent suivre les nerfs sacrés antérieurs, en avant du muscle pyramidal, et sortir du bassin avec le grand nerf sciatique par la grande échancrure sciatique, au-dessous du pyramidal. Ils font alors une saillie dans la région fessière. Plus rarement ils suivent le trajet du sciatique et peuvent descendre jusqu'au creux poplité. Quelquefois ils se propagent dans la fosse iliaque interne ou pénètrent dans l'épaisseur du muscle psoas et iliaque : nous connaissons alors leur marche ultérieure. Dans des cas plus fréquents, les abcès, surtout ceux qui proviennent de la région sacrée médiane et du coccyx, envahissent le tissu cellulo-adipeux de l'espace pelvi-rectal supérieur, traversent le muscle releveur de l'anus, généralement sur la ligne médiane où l'aponévrose qui double ce muscle est réduite à une mince lame celluleuse. Les fibres musculaires entrelacées du releveur et du sphincter sont dissociées, écartées peu à peu ; l'abcès arrive à la face profonde du derme, et s'ouvre plus ou moins lentement, juste en arrière de l'orifice anal.

Quelquefois l'abcès perfore le releveur latéralement, dans un interstice des fibres : il envahit alors l'éspace pelvi-rectal inférieur ou fosse ischio-rectale, l'orifice fistuleux se place alors en arrière et sur le côté de l'anus.

Par suite de la résistance du derme, l'ouverture de l'abcès peut être retardée : l'abcès s'étend alors, envahissant la fosse ischio-rectale du côté opposé, ou refluant dans l'espace pelvi-rectal supérieur. Il peut se faire une voie concurremment par l'échancrure sciatique. Il peut encore s'ouvrir dans un des organes pelviens, surtout dans le rectum, mais aussi dans le vagin, la vessie ou l'urèthre (P. de Nucé. Th. Paris, 1874, p. 10-15).

Abcès consécutifs aux lésions postérieures. — Les abcès de la face postérieure du sacrum proéminent directement sous la peau, où ils s'ouvrent dans le sillon interfessier. Ils peuvent, exceptionnellement, envahir la masse sacro-lombaire (Lannelongue). Ceux du coccyx viennent s'ouvrir dans le même sillon à une distance plus ou moins grande en arrière de l'anus.

Les abcès provenant des apophyses épineuses se

développent sur la ligne médiane ou comme ceux provenant des lames dans l'épaisseur des muscles rachidiens. Ceux qui viennent des apophyses transverses se dirigent tantôt en arrière, comme les précédents, et tantôt en avant. Leur trajet est alors identique à celui des abcès antérieurs latéraux.

B. *Infection ganglionnaire*. — Cette complication, fréquente, pour ne pas dire constante, a été surtout étudiée par Lannelongue[1]. Lorsqu'on dissèque, dit-il, la région correspondant à l'angle rentrant et aux abcès tuberculeux, on découvre un certain nombre, quelquefois toute une chaîne continue de ganglions altérés. La propagation se fait de proche en proche. de ganglion en ganglion, en suivant les canaux lymphatiques; ces ganglions tuberculisés peuvent être le point de départ d'une nouvelle étape d'infection pour les groupes ganglionnaires voisins ou plus ou moins éloignés. L'examen des ganglions infectés montre qu'ils renferment des éléments tuberculeux à divers degrés de développement. Il peut arriver qu'ils se ramollissent, et forment de véritables abcès tuberculeux ganglionnaires, qu'il faut distinguer des abcès d'origine osseuse (Lannelongue. *Tub. vertéb.* p. 93).

C. *Infiltration par propagation des organes et tissus voisins*. — Cette infiltration peut s'effectuer par propagation *immédiate* ou *médiate*. Dans le premier

---

1. LANNELONGUE. *Tub. vertébr.*, p. 93.

cas, la paroi tuberculeuse de l'abcès venant au contact d'un organe, ce dernier, à son tour, est envahi par le processus. Nous avons déjà vu le fait se produire pour l'œsophage, la plèvre, le poumon, etc. Il peut en être de même pour les gros vaisseaux, en contact direct avec les vertèbres malades ou la paroi des abcès. C'est ainsi qu'à la région cervicale, l'artère vertébrale, en raison de ses rapports particuliers avec les vertèbres, peut avoir sa paroi envahie par la tuberculose et finalement perforée. Lannelongue n'en rapporte que trois cas, ceux de Régnier (*Soc. anat.*, 1877, p. 504), Hasse et Legouest. Dans les régions thoracique et abdominale, l'aorte, d'une façon non moins exceptionnelle, peut être le siège d'une propagation tuberculeuse et d'une perforation de sa paroi.

Quand les séreuses pleurales et péritonéales ne sont pas le siège d'adhérences, elles peuvent présenter une infiltration tuberculeuse médiate, un semis de granulations d'autant plus rares et isolées qu'on s'éloigne de la lésion.

Lésions générales. — Nous connaissons celles qui sont dues à la compression mécanique et aux troubles de la circulation. Nous verrons plus loin les lésions dues aux troubles médullaires. Les plus marquées sont dues soit à la dégénération amyloïde des organes consécutive à la suppuration prolongée des abcès, soit à la reproduction à distance ou à la généralisation de la tuberculose, tuberculose pulmonaire, méningée, péritonéale, etc., granulie aiguë généralisée, etc. Il n'y a rien de spécial ici au mal de Pott. Le processus est le même qu'à la suite de toutes les tuberculoses locales.

CHAPITRE IV

ANATOMIE PATHOLOGIQUE (*Suite*)

LÉSIONS INTRA-RACHIDIENNES

TROUBLES FONCTIONNELS ET ALTÉRATION DE LA MOELLE

Les lésions intra-rachidiennes du mal de Pott comprennent des manifestations très variées, mais se reliant par un caractère commun, leur rôle pathogène à l'égard des troubles symptomatiques de la mobilité et de la sensibilité. D'une part les tissus qui, dans le canal vertébral, entourent la moelle, peuvent être le siège de lésions dues soit à l'irritation de voisinage, soit à la propagation du processus tuberculeux. D'autre part la présence même de ces lésions peut, en comprimant la moelle, troubler son fonctionnement. Enfin le tissu médullaire peut subir des altérations du fait de cette compression, ou par suite de la propagation de la tuberculose.

Lésions périmédullaires. — Si le foyer tuberculeux

est à la partie postérieure du corps vertébral, l'irritation périphérique peut gagner la couche sous-périostée qui revêt la face postérieure du corps, amener l'hypergénèse de ses éléments et son épaississement. Au dire de Strumpell, cet épaississement peut être suffisant pour devenir une cause appréciable de compression médullaire; à plus forte raison si le processus tuberculeux envahit cette couche irritée et y détermine la formation soit de fongosités, soit d'un abcès. Dans l'un et l'autre cas, les fibres du périoste ou du ligament postérieur sont englobées dans la zone périphérique de l'abcès et des masses fongueuses, zone d'abord inflammatoire, puis tuberculeuse. Elles sont détruites et livrent passage à la lésion dans le canal rachidien.

Un abcès peut pénétrer dans le canal rachidien en suivant une voie toute différente. Le pus provenant d'un abcès extra-rachidien peut passer par les trous de conjugaison, pénétrer dans le canal et s'y étendre.

Ces abcès ou ces masses fongueuses déterminent dans le tissu cellulaire péridural et la dure-mère des altérations identiques au début mais dont l'évolution ultérieure peut être variable.

Pachyméningite. — Aussitôt que le tissu *péridural* est atteint par l'inflammation périphérique, il prend un aspect rougeâtre et une consistance gélatineuse déjà signalée par Sabatier[1]. Cette altération, que j'ai

1. Sabatier. *J. hebd. de méd.* Paris, 1829, III, p. 233.

pu observer deux fois, est très remarquable. Elle est assez nettement limitée aux points en contact direct avec la lésion tuberculeuse, abcès ou fongosité, issue de l'os. Au microscope on trouve un réseau de fibres conjonctives, et entre les fibres de nombreux corpuscules lymphatiques et des cellules embryonnaires. Cette infiltration est surtout marquée autour des vaisseaux, artérioles et sinus vertébraux, ainsi que dans la gaine des nombreux filets nerveux, décrits par Luschka, qui accompagnent les sinus, et autour des racines rachidiennes. Il est à noter que la partie de ce tissu inflammatoire, en contact avec la dure-mère, semble avoir l'organisation la plus avancée, tandis que les portions attenantes au foyer tuberculeux sont plus rapprochées de l'état embryonnaire. Tandis que ces dernières se laissent infiltrer par les éléments tuberculeux, les couches plus éloignées s'organisent, constituent un tissu fibreux plus ou moins adulte, ajoutent à l'épaisseur de la dure-mère et consolident ainsi la barrière qui sépare le foyer tuberculeux de la moelle. Si la tuberculose a la forme sèche de Kœnig, ce tissu fibreux s'épaissit plus ou moins et protége la dure-mère dont la surface interne reste sauve; puis, en cas de régression du processus tuberculeux, il se sclérose. Il forme alors, à la partie antérieure du canal, une gaine dure, plus ou moins épaisse et étendue, mais *sujette à se rétracter*. Ollivier d'Angers, Andral, Lannelongue ont même vu des plaques d'ossification se développer dans ce tissu sclérosé. Si on a affaire à la forme humide, le tissu, à mesure qu'il se forme, s'infiltre d'éléments tuberculeux, voués à la désintégration. La cavité de l'abcès s'agrandit ainsi, tandis que sa couche membraneuse attenant à la dure-mère s'épaissit. Mais, si le processus a une marche envahissante rapide, la couche protectrice n'a pas le temps de se former; la tuberculose envahit la dure-mère et détermine dans son épaisseur une infiltration folliculeuse. A sa face externe apparaissent des lésions qui d'abord, dues à l'irritation de voisinage simple, deviennent peu à peu spécifiques. A la pachyméningite tuberculeuse externe s'ajoute la pachyméningite interne. On trouve, sur la face interne de la dure-mère, ou mieux, dans la cavité arachnoïdienne, des bourgeons faisant saillie, bourgeons vasculaires constitués par du tissu embryonnaire. Ils s'organisent en fausses membranes, dont les vaisseaux, à parois embryonnaires, se rompent facilement, donnant lieu à des hématomes interstitiels généralement fort peu volumineux. Dans ces fausses membranes on voit apparaître des semis de granulations tuberculeuses, ou des foyers caséeux.

La pie-mère est alors envahie à son tour (leptoméningite tuberculeuse). Nous verrons plus loin quelles conséquences peut avoir pour la moelle le contact direct des lésions tuberculeuses avec son tissu et avec les vaisseaux qui y pénètrent ou qui en sortent.

Compression de la moelle : Altérations médullaires.

—. Les fonctions médullaires sont fréquemment troublées dans le mal de Pott. La cause immédiate, le mécanisme de ces troubles ont été diversement interprétés.

Pour tous les auteurs anciens comme pour Boyer, ces troubles sont dus à la gibbosité, soit qu'elle force la moelle à s'infléchir, soit qu'elle diminue le calibre du canal vertébral. Louis fait jouer le rôle principal à l'angle plus ou moins aigu que décrit la paroi antérieure du canal ; la moelle, infléchie, repose sur cet angle et, à ce niveau, se ramollit et devient diffluente. En 1847, Nélaton (*Path. chir.* II, p. 102), n'ajoute rien aux paroles de Louis, et en 1891, Myers [1] admet encore comme fréquente la paraplégie par cyphose.

Mais les adversaires de cette théorie font remarquer que, dans le cas de gibbosité, le canal est généralement élargi, que la paraplégie peut exister sans gibbosité, manquer avec l'inflexion la plus accentuée ou disparaître sans que la courbure du rachis ait été modifiée. Echeverria [2], puis, sous l'inspiration de Charcot, Michaud [3] défendent la théorie de la compression médullaire par la pachyméningite tuberculeuse, soutenue par Courjon [4], Masse [5], etc.

1. MYERS. *Acad. méd. de N.-Y.*, 1891, 17 avril. *N.-Y. med. Journ.*, 1891, p. 211.
2. ECHEVERRIA. Th. Paris, 1860.
3. MICHAUD. Th. Paris, 1871.
4. COURJON. Th. Paris, 1875.
5. MASSE. Th. Paris, 1878.

Pendant longtemps, la pachyméningite a été considérée comme la cause à peu près exclusive de la compression médullaire, de la *myélite de compression*. Quelques auteurs ont essayé de repousser l'idée d'inflammation contenue dans le mot de myélite, et cru à des phénomènes de simple compression.

Plus récemment, on a admis une pathogénie plus complexe des troubles médullaires. La compression de la moelle peut être due non seulement à la pachyméningite, mais à des lésions osseuses, à la périostite, à un abcès intrarachidien. Les troubles peuvent tenir à la compression non plus de la moelle, mais de ses vaisseaux, amenant de l'anémie pour les artères, de l'œdème pour les veines. Enfin il peut y avoir une infection spécifique soit de la moelle, soit des tissus périvasculaires. Nous étudierons ces différents points.

A. Compression médullaire. — La moelle peut être comprimée :

1° D'après Strumpell, par de la périostite du corps vertébral.

2° Par un séquestre vertébral faisant saillie en arrière (Lannelongue, p. 108). De plus, la moelle peut être altérée, comme l'a vu Louis, si elle repose sur une vive arête formée par la paroi antérieure du canal. D'habitude, en pareil cas, la moelle est séparée de la vive arête par un matelas fongueux qui en atténue l'effet irritatif, mais peut devenir une cause de compression.

3° Par un abcès faisant saillie dans le canal (Charcot). Que cet abcès communique ou non avec un abcès extra-rachidien, le liquide qu'il contient possède une certaine tension que Lannelongue [1] estime en moyenne à 17 millimètres. Les fongosités qui doublent la paroi de cet abcès sont refoulées en arrière par cette tension et exercent une action compressive. En effet tous les symptômes de compression peuvent cesser à la suite d'une ponction. Jobert [2] a relevé un fait de cette nature. Les exemples de Tavignot [3], Hérard [4], Leudet [5], cités par Lannelongue (et dont je rétablis ici les indications bibliographiques exactes) me paraissent peu concluants.

4° Par la pachyméningite. C'est là, à coup sûr, la cause de compression la plus importante. Soit sous la forme fongueuse du début, ou sous la forme scléreuse, la pachyméningite, presque toujours antérieure, agit directement sur la moelle suspendue dans le canal qu'elle n'emplit pas, et maintenue près de la paroi antérieure par les racines antérieures des nerfs rachidiens.

Modifications macroscopiques de la moelle. — Quels que soient les agents de la compression, la moelle subit sous leur action des modifications qui, au

1. LANNELONGUE. *Loc. cit.*, p. 109, et *B. et. M. Soc. chir.*, 1886, 30 décembre.
2. JOBERT. *Gaz. des hôp.*, 1853, p. 137.
3. TAVIGNOT. *Bull. Soc. anat.*, 1841, XVI, p. 43.
4. HÉRARD. *Ibid.*, 1846, XXI, p. 17.
5. LEUDET. *Ibid.*, 1853, XXVIII, p. 253.

point de vue macroscopique tout au moins, sont bien connues depuis Louis et Ollivier d'Angers. La moelle est souvent déplacée, repoussée en arrière, un peu aplatie [1], l'agent de compression existant surtout en avant. Si la pachyméningite est circulaire et surtout dans sa forme scléreuse, on peut trouver à son niveau un sillon plus ou moins large, un véritable étranglement [2]. Dans les cas de déviation très accentuée du canal, la moelle peut offrir une inflexion angulaire dont l'angle rentrant antérieur est parfois assez net. La pie-mère, en ce point, est tantôt normale et tantôt congestionnée, vascularisée ; elle est signalée dans quelques rares observations comme étant le siège d'un travail d'exsudation inflammatoire.

La consistance de la moelle est quelquefois modifiée, soit augmentée, par suite de sclérose, soit diminuée et ramollie. La coloration dans le premier cas est plus blanchâtre, plus rosée dans le second:

Dans la plupart des cas, la pie-mère a son apparence normale et l'aspect extérieur de la moelle n'est que peu ou pas modifié.

Modifications microscopiques et altérations de la moelle. — A quelles modifications anatomiques et microscopiques correspondent d'une part ces chan-

---

1. Obs. de Ridlon. *Medical Record*, 1887, 26 mars, 16 juillet, I, pp. 361 et II, 84 ; de Savory, *St-Barth. Hosp. Rep.*, 1869, V, p. 65, etc.

2. Obs. *in* Th. Michaud, p. 70. Au contraire, dans le cas de Gull cité plus haut où la tuberculose avait envahi la moelle, celle-ci était augmentée de volume.

gements macroscopiques, et d'autre part, les phénomènes cliniques de paralysie si fréquemment
observés ? La réponse à cette question ne laissait
place à aucun doute il y a quelques années. Au niveau du point comprimé par la pachyméningite, la
moelle était le siège d'une *myélite de compression*,
décrite d'abord par Charcot[1] et Michaud[2], admise
par Bouchard[3] et Courjon[4], démontrée par les recherches microscopiques de Leyden[5]. On ne peut
être plus affirmatif sur ce point que Lannelongue[6].
« Les altérations de la moelle, d'origine compressive,
sont les mêmes, quel que soit le genre de compression. Sous l'influence de la compression, *le tissu de
la moelle réagit par un travail inflammatoire.* En
d'autres termes, une myélite partielle est la conséquence à peu près obligatoire de la compression
spinale (Charcot). Et cette lésion porte indistinctement sur la substance grise et sur les faisceaux
blancs : c'est une myélite transverse.

« ... Alors qu'on n'aperçoit aucune altération ex-
térieure, l'histologie peut montrer déjà des altéra-

1. CHARCOT. De la compression lente de la moelle épinière.
Leç. sur les mal. du syst. nerv., 2ᵉ série, 2ᵉ fascicule, 1873.
2. MICHAUD. Th. Paris, 1871.
3. BOUCHARD. *Dictionnaire encyclop. des sc. méd.* Art.
« Moelle », p. 664.
4. COURJON. *Étude sur la paraplégie dans le mal de Pott.*
Thèse Paris, 1875.
5. LEYDEN. *Klinik der Rückenmarks-Krankheiten*, II, p. 149.
6. LANNELONGUE. *Tuberculose vertébrale*, p. 117.

tions de structure. Le réticulum fibrillaire interstitiel s'épaissit (Michaud). On y voit apparaître des corps granuleux ; les tubes sont isolés les uns des autres par l'épaississement de la névroglie. Cette sclérose peut se montrer ou très légère, dans les cas récents et bénins, ou très abondante dans les paraplégies anciennes. Elle est répartie uniformément sur toute l'épaisseur de la moelle, ou présente un degré prédominant en avant ou en arrière... Dans les cas graves, que la moelle ait conservé à peu près son volume, ou qu'elle soit réduite au tiers, au quart de ses proportions normales, on trouve la substance nerveuse contournée, irrégulière, tortueuse, sillonnée par d'épais faisceaux de sclérose. Les cellules nerveuses sont atrophiées. Les cornes antérieures sont interrompues, divisées. Cependant il y reste toujours quelques groupes de cellules (Michaud), qui ont gardé leur forme caractéristique. »

Plus récemment, des doutes se sont élevés sur la nature inflammatoire des lésions médullaires, dues à la compression, à leur début tout au moins. Tout d'abord on peut remarquer que les symptômes les plus marqués guérissent spontanément ou à la suite de l'évacuation, de l'apparition au dehors, de la guérison par calcification (Beck[1]) d'un abcès par congestion. Cela ne peut guère s'accorder avec l'existence de lésions organiques de myélite interstitielle.

---

1. BECK. *Illustr. med. News.* London, 1889, V, p. 193.

Strumpell[1], qui a examiné de nombreuses moelles comprimées à la suite de mal de Pott, n'a jamais vu de lésions inflammatoires, mais seulement, à côté de fibres normales, des fibres nerveuses en voie de désintégration et les restes de fibres déjà disparues. Si la destruction des fibres nerveuses a atteint un certain degré, il y a, à une période ultérieure, comme dans tous les processus analogues, des altérations *secondaires* de la névroglie. Le tissu connectif interstitiel augmente, et sa prolifération, qui remplace le tissu nerveux détruit, semble d'abord diffuse et embryonnaire, et acquiert plus tard une structure fibrillaire. Il arrive ainsi que, dans des cas anciens, on trouve au point où la moelle est comprimée les fibres nerveuses détruites, et à leur place du tissu conjonctif.

Erb[2] de même, dans de nombreux cas de compression lente de la moelle au cours du mal de Pott, n'a trouvé aucune lésion inflammatoire.

O. Kahler[3], par des expériences très soignées, a fait voir que jusqu'à la fin du deuxième mois on ne trouvait aucune altération interstitielle, mais seulement la désintégration des cellules et des fibres nerveuses ; alors seulement le tissu interstitiel s'hyperplasie et prend la place des éléments nerveux disparus.

---

1. STRUMPELL. C. R. du Congrès des naturalistes à Berlin, 1887, p. 307.

2. ERB, *in* « Ziemssen », vol. XIII, p. 469.

3. O. KAHLER. *Zeitschrift fur Heilkunde*, 1882, III, p. 187.

G.-R. Elliot [1], rapportant ces diverses opinions et examinant les principaux faits cliniques relevés dans la littérature médicale, a montré que les examens de Leyden, concluant à une myélite inflammatoire, ont tous porté sur des cas anciens, et que l'argumentation de Michaud ne repose que sur un seul cas récent, dans lequel les phénomènes de paralysie ne s'étaient pas encore prononcés et qui est sujet à contestation.

Enfin, dans une observation de Krœger [2], après neuf ans de paraplégie totale, et dans une de Chipault [3], après quelques mois, la moelle était absolument normale.

En résumé, et d'après les auteurs que nous venons de citer, le processus ne semble avoir rien d'inflammatoire. Il est purement mécanique, et le terme de myélite de compression est impropre. Mais la compression, si elle est assez forte et assez prolongée, n'en amène pas moins l'atrophie et la disparition des cellules et des fibres, et l'hyperplasie secondaire du tissu conjonctif interstitiel ; et c'est ainsi que, dans les cas anciens, on peut trouver les lésions de sclérose signalées par Charcot et Michaud.

B. Compression vasculaire. — Récemment on a remarqué soit dans des nécropsies, soit dans des interventions chirurgicales, que la présence des pla-

1. Elliot. *N.-Y. med. Journ.*, 1888, 2 juin, p. 589.
2. Krœger. Diss. Inaug. Dorpat, 1888.
3. Chipault. *Ét. de chir. médullaire*, p. 269.

ques de pachyméningite ne pouvait toujours expliquer la compression de la moelle, et même que la moelle au niveau des lésions paraissait augmentée de volume. D'après Kahler[1] la lésion médullaire dans de pareils cas serait de l'œdème par stase due à la compression des vaisseaux efférents, veines ou lymphatiques. Les cylindraxes sont un peu augmentés de volume. A la longue, cette stase peut amener de l'irritation et de l'hyperplasie conjonctive périvasculaire (Krœger).

D'après Ziegler[2] les fongosités pourraient également agir en comprimant les artères, et amener de l'anémie et consécutivement du ramollissement médullaire.

C. LÉSIONS INFECTIEUSES. — Nous avons vu le processus tuberculeux franchir la dure-mère et envahir la pie-mère : il peut s'étendre au tissu médullaire : mais les lésions en foyer à la surface de la moelle sont tout au moins exceptionnelles. Schmaus[3], et Chipault qui le cite (p. 253), admettent que quelquefois, s'il y a leptoméningite tuberculeuse, il peut en même temps y avoir périartérite ou périlymphangite intra-médullaire tuberculeuse. C'est là la forme

---

1. KAHLER. *Zeitschrift f. Heilkunde*, 1882, III, p. 361. — *Real Encyclopædie*, t. XVII, 1889. Article « Rückenmarks Compression », p. 12.

2. ZIEGLER. *Lehrb. der pathol. Anat.*, 1885, II, p. 627.

3. SCHMAUS. *Die Compressions Myelitis bei Karies der Wirbelsaüle : eine path. Hist. und exp. Studie*, in-8°. Wiesbaden, 1890.

la moins rare de myélite spécifique. Peut-être aussi
dans le cas de lésions intradurales peut-on voir de
l'œdème septique, par circulation dans les vaisseaux
de ptomaïnes bacillaires (Schmaus).

Dégénérations secondaires. — Quelle que soit leur
nature, les diverses altérations médullaires que nous
venons de passer en revue produisent une interruption physiologique, puis souvent anatomique,
dans les faisceaux blancs de fibres nerveuses, et les
colonnes grises cellulaires. Comme après les sections
transverses expérimentales, on voit se produire au-
dessus et au-dessous du point où siège l'interruption
des altérations systématisées de dégénération secondaire.

La *substance grise*, à la suite des lésions transverses, présente des altérations peu étendues et fort
mal connues. « Quant aux dégénérations secondaires descendantes de la substance grise, dit Marie[1],
nous sommes actuellement sans renseignements. Il
est fort probable que parmi les faisceaux de fibres
compris dans son épaisseur quelques-uns dégénèrent dans le sens descendant aussi bien que dans
le sens ascendant. Mais tout fait supposer que cette
dégénération ne doit se manifester que sur une
faible hauteur. » Les altérations ascendantes, d'après
Barbacci, consistent en un état granuleux; le réticulum est très pauvre : les cellules montrent des

____

1. MARIE. *Leçons sur les mal. de la moelle*, p. 42.

altérations régressives plus marquées dans la corne postérieure. L'état granuleux, puis les lésions des cornes postérieures, enfin celles du réticulum disparaissent à mesure qu'on s'élève (*Ibid.*, p. 62).

Dans la *substance blanche* les fibres séparées de leur centre trophique dégénèrent. Les fibres centrifuges subissent la dégénération descendante, les fibres centripètes la dégénération ascendante. La topographie de ces lésions secondaires est plus complexe qu'on ne le croyait naguère; pour la bien comprendre quelques mots sur l'anatomie de la substance blanche sont nécessaires (fig. 1).

La substance blanche est divisée par les sillons médians antérieur et postérieur en deux moitiés latérales symétriques. Chaque moitié est formée de trois cordons, un postérieur, limité en avant par le sillon collatéral postérieur, un latéral et un antérieur, dont la distinction est artificielle, et que nous réunirons sous le nom de cordon antéro-latéral.

Le cordon postérieur, entièrement formé par des fibres provenant des racines postérieures, centripètes, comprend deux faisceaux : l'un interne, *faisceau de Goll* (A), dont les fibres, à trajet très long, proviennent en majeure partie sinon en totalité des racines postérieures de la queue de cheval et des dernières paires lombaires, et se rendent dans la substance grise bulbaire; l'autre externe, appliquée à la corne postérieure, *faisceau de Burdach*, dont les fibres sont de deux ordres; les unes postérieures proviennent des racines postérieures, les autres antérieures sont des fibres commissurales unissant différents étages de la substance grise.

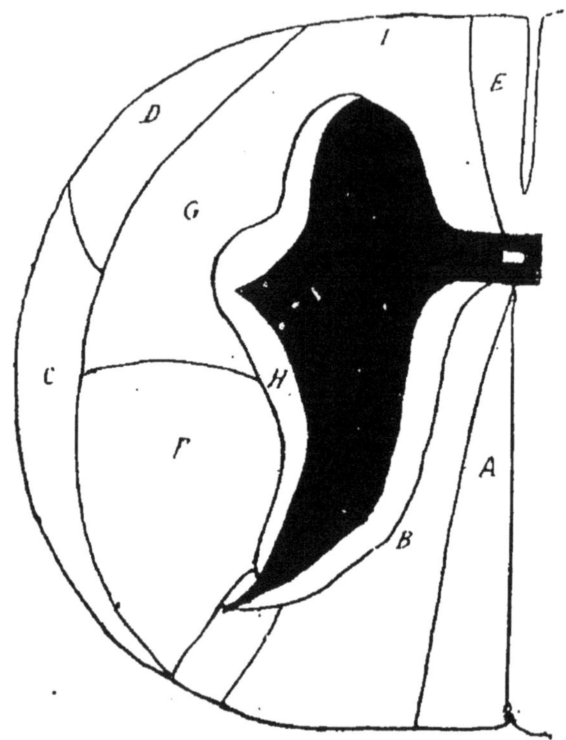

Fɪɢ. 1. — Schéma des cordons de la moelle.

A, cordon de Goll. — B, faisceau de Burdach. — C, faisceau cérébelleux direct de Flechsig. — D, faisceau antéro-latéral ascendant de Gowers. — E, faisceau pyramidal direct. — F, faisceau pyramidal croisé. — G, faisceau intermédiaire de Lowenthal. — H, faisceau limitant latéral. — I, zone marginale.

Le cordon antéro-latéral contient des faisceaux ascendants et descendants. Les faisceaux ascendants sont : le *faisceau cérébelleux direct* ou de Flechsig (C) qui forme à la partie postérieure du cordon latéral une bandelette mince superficielle : ses fibres proviennent de la colonne vésiculeuse de Clarke, et vont jusqu'au bulbe pour aller se terminer dans le vermis superior du cervelet. Ce faisceau ne part guère que de la 9e, 10e ou 11e paire dorsale.

Le *faisceau antéro-latéral ascendant de Gowers* (D) forme comme le précédent une mince bandelette à la périphérie de la moelle, allant de l'extrémité antérieure du faisceau cérébelleux direct jusqu'au niveau des racines antérieures. On le rencontre dans toute la hauteur de la moelle. Ses fibres proviennent des cellules, soit de la colonne de Clarke, soit des cornes antérieures. Elles remontent vers l'encéphale.

Les faisceaux descendants sont les deux faisceaux *pyramidaux* dont les fibres ont leur centre trophique dans l'écorce cérébrale, et à la partie inférieure du bulbe se séparent. Le *faisceau pyramidal direct* (E) continue sa direction primitive, s'étend le long du sillon médian antérieur, ne descend guère au-dessous de la région dorsale moyenne. Le *faisceau pyramidal croisé* (F) passe dans le cordon latéral de la moitié opposée de la moelle, forme un cordon arrondi volumineux situé en dedans du faisceau cérébelleux direct. Ces deux faisceaux mettent en communication les centres moteurs de l'écorce cérébrale (centre de volition) et les cellules motrices des cornes antérieures (centre d'exécution).

En avant du faisceau pyramidal croisé, Löw

enthal a décrit un *faisceau intermédiaire* (G) situé en dedans des faisceaux cérébelleux directs et de Gowers ; un certain nombre de fibres aberrantes du faisceau intermédiaire semblent se mélanger aux fibres de ces deux derniers faisceaux et peut-être à celles du faisceau pyramidal croisé. Ses fibres à trajet descendant proviendraient, d'après Marchi, du cervelet.

Enfin le cordon antéro-latéral contient des faisceaux mixtes, le *faisceau limitant latéral* (H), qui se moule exactement sur le bord externe de la colonne grise, et qui semble formé de fibres commissurales trop courtes pour pouvoir présenter des phénomènes manifestes de dégénération, et le faisceau marginal de Löwenthal (I), qui dans le cordon antérieur occupe l'espace laissé libre par le faisceau pyramidal direct, et surtout la périphérie du cordon.

En cas de lésion transverse, on trouvera donc les dégénérations *ascendantes* suivantes (fig. 2) :

1° Dans le cordon de Goll, la dégénération est très étendue (A).

2° Dans le cordon de Burdach, la dégénération est peu étendue, et diminue de dehors en dedans et d'arrière en avant (B).

3° Dans le faisceau cérébelleux direct, par suite de l'obliquité de ses fibres la dégénération ne se montre qu'à une certaine hauteur au-dessus de la lésion transverse (Marie) (C).

4° Dans le faisceau de Gowers (D).

5° Dans les fibres ascendantes du faisceau marginal (E).

Les dégénérations *descendantes* occupent :

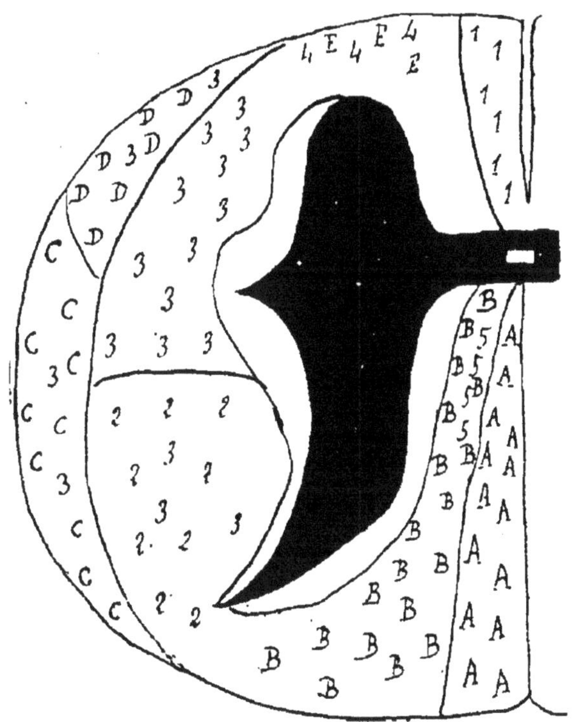

Fıg. 2.— Schéma des dégénérations secondaires.
Les lettres majuscules indiquent les dégénérations *ascendantes*. Les chiffres indiquent les dégénérations *descendantes*.

A, cordon de Goll. — B, cordon de Burdach. — C, faisceau cérébelleux direct. — D, faisceau de Gowers. — E, fibres ascendantes
de la zone marginale. — 1 et 2, faisceaux pyramidaux. — 3, faisceau
intermédiaire et ses fibres aberrantes. — 4, fibres descendantes
de la zone marginale. — 5, faisceau en virgule de Schultze.

1° Les deux faisceaux pyramidaux (1) et (2);

2° Le faisceau intermédiaire et ses fibres aberrantes (3);

3° Les fibres descendantes du faisceau marginal (4);

En outre, d'après Schultze [1], à la suite de compression, il pourrait s'établir *dans les cordons postérieurs*
une dégénération en virgule, *descendante*, ne s'étendant qu'à 2 ou 3 centimètres de la lésion, et portant
sur les branches descendantes de la bifurcation des
fibres des racines postérieures (5).

Régénération des éléments médullaires. — La guérison ou l'amélioration de certaines paraplégies ont
fait admettre par certains auteurs la possibilité de la
régénération des éléments médullaires. Nous avons
montré que dans bien des cas la fibre nerveuse nullement altérée était prête à reprendre son fonctionnement si la compression venait à cesser, et que,
même en cas d'altérations médullaires, le cylindre-
axe conservait longtemps son intégrité. Enfin, même
dans les cas anciens avec sclérose prononcée, Charcot [2] a démontré la persistance entre les faisceaux
conjonctifs de nombreux tubes nerveux.

Altérations des nerfs rachidiens et de leurs racines.
— Les altérations des nerfs rachidiens dans leur
trajet intra-rachidien et de leurs racines sont de
deux ordres, comme celles de la moelle : elles peuvent provenir soit de la propagation du processus
inflammatoire, soit de la compression.

Les lésions de propagation ne revêtent guère un

1. SCHULTZE. *Archiv fur Psychiatr.*, 1883, XIV, p. 359.
2. CHARCOT. *Mal. du syst. nerv.*, II, p. 93, note.

caractère franchement tuberculeux que dans les
ganglions spinaux. Les racines nerveuses en contact
avec les fongosités de la pachyméningite externe
ou la paroi des abcès, englobées par ces tissus
morbides ou baignant dans le pus, ne présentent le
plus généralement que des altérations inflammatoires simples de névrite interstitielle. Le tissu
conjonctif, la névroglie qui sépare les faisceaux de
tubes nerveux, se vascularise, devient le siège d'une
prolifération embryonnaire; on y trouve des noyaux
et des cellules conjonctives jeunes. Le tissu enflammé peut plus tard se scléroser. A ces altérations
enfin viennent se joindre celles de la névrite paren-
chymateuse, fragmentation et désintégration granulo-
graisseuse de la myéline, etc. Michaud compare ces
lésions des racines à celles qu'on rencontre dans
l'ataxie locomotrice, seulement dans le mal de Pott
elles atteignent non seulement les racines postérieures, mais aussi les antérieures.

Ces lésions correspondent à celles que nous avons
rencontrées partout à la périphérie des foyers tuberculeux. Mais ici, par une exception digne de remarque,
ce processus inflammatoire simple ne fait que bien
rarement place au processus tuberculeux. « Le tissu
des nerfs, dit Lannelongue, comme les parois des
artères, résiste à l'infiltration tuberculeuse. » Il n'en
est pas de même des ganglions spinaux. En contact
avec le tissu fongueux ou baignés par le pus, ceux-
ci se laissent envahir par les granulations tubercu-

leuses, augmentent de volume, puis se ramollissent et ne présentent plus dans leurs alvéoles que des amas granuleux jaunâtres ou de la matière caséeuse. L'existence de ces lésions semble correspondre surtout aux cas où on a constaté du zona.

Les *lésions de compression* des racines et des troncs nerveux sont fréquentes. Tout d'abord, il importe de l'établir, les vertèbres altérées, déformées sont rarement une cause de compression. Nous avons vu que les trous de conjugaison avaient leur diamètre peu ou nullement rétréci, et que dans tous les cas leur calibre était suffisant pour assurer le passage libre et facile des nerfs. Mais les fongosités, la paroi des abcès, les masses pachyméningitiques, les ganglions hypertrophiés, plus rarement une esquille, un fragment de séquestre peuvent comprimer les racines ou les troncs nerveux. Cette compression peut arrêter le fonctionnement physiologique des tubes nerveux, sans modifier leur structure. Plus prononcée, elle entraîne les lésions que nous avons énumérées à propos de la compression médullaire.

Névrite inflammatoire ou atrophie mécanique de compression, l'altération des racines ou des troncs nerveux entraîne parfois des dégénérations ascendantes de la moelle, et des dégénérescences descendantes progressives des nerfs, des dégénérescences des faisceaux musculaires à la périphérie (Kahler), des troubles vaso-moteurs, des troubles trophiques de la peau, ulcérations, eschares, etc.

MAL SOUS-OCCIPITAL — ANATOMIE
PATHOLOGIQUE

Sous le nom de mal sous-occipital, on désigne la tuberculose des deux premières vertèbres, des condyles occipitaux, et des articulations occipito-atloaxoïdiennes. Cette variété de tuberculose vertébrale comporte des particularités anatomiques et cliniques nécessitant une étude spéciale.

A l'autopsie, on trouve en général des lésions ostéo-articulaires très étendues, et qui ne laissent que difficilement soupçonner leur siège initial.

Suivant Lorenz, l'affection débute ordinairement par des foyers osseux centraux dans les condyles occipitaux, les masses de l'atlas, ou l'apophyse odontoïde. Mais les articulations semblent prises dès l'origine ; en outre, vu le rôle de ces parties osseuses, l'affection peut être considérée comme articulaire et mérite la dénomination de *spondylitis*. Sans pousser plus loin cet examen, nous rechercherons quelles lésions présentent les os, les articulations, et quelles complications ces lésions peuvent entraîner.

Occipital. — Les deux condyles sont en général atteints simultanément, mais à des degrés divers. Le foyer tuberculeux occupe la superficie du condyle près de la surface articulaire. Celle-ci est dénudée, fongueuse. La totalité du condyle peut être envahie par les fongosités, ou raréfiée par l'ulcération compressive, ou nécrosée et transformée en séquestre. L'inégalité des lésions des deux côtes amène une inclinaison de la tête. Teissier a vu les condyles en partie détruits, mais unis aux masses de l'atlas par des jetées osseuses périphériques. Le pourtour du trou occipital, et l'apophyse basilaire peuvent aussi présenter des lésions tuberculeuses.

Atlas. — Les masses latérales sont surtout atteintes, et envahies par l'ostéite fongueuse : leurs deux faces sont dénudées, dépouillées de leurs cartilages, ulcérées, fongueuses. D'après Lannelongue, le poids de la tête, tendant à porter l'occipital en avant de l'atlas, exerce une compression plus grande à la partie antérieure des masses, à leur face supérieure. Pour la même raison, l'atlas se portant en avant de l'axis, les masses du côté de leur face inférieure sont comprimées plus fortement en arrière. Les lésions sont donc plus profondes en haut et en avant, en bas et en arrière. Une portion plus ou moins considérable de la masse, sa totalité même (Velpeau) peut être séquestrée.

L'arc antérieur est souvent envahi; il peut être nécrosé, ou simplement dénudé, quelquefois fragmenté, fracturé.

Axis. — Le corps de l'axis présente parfois les lésions ordinaires des corps vertébraux. Notons que ces lésions, en s'étendant vers la face supérieure, peuvent amener le détachement de l'apophyse odontoïde. Celle-ci est presque constamment altérée ; ses lésions sont ordinairement superficielles : sa surface est dénudée, infiltrée, érodée : plus rarement elle est en partie détruite, ou détachée à sa base.

Les surfaces articulaires atlo-axoïdiennes sont presque toujours malades.

Articulations. — Toutes les articulations occipito-atlo-axoïdiennes sont le siège d'arthrites tuberculeuses, à lésions plus ou moins profondes. Nous avons vu les cartilages décollés, érodés, détruits. Les synoviales sont épaissies, fongueuses, ou ramollies et ulcérées par places. Les ligaments sont boursouflés, infiltrés, rompus. Leurs insertions osseuses sont parfois détruites.

Il résulte de ces lésions des déplacements *osseux*, des *luxations* ou *subluxations* qui constituent le phénomène le plus important à la période finale de l'affection. Leur étude a été faite surtout par Tessier[1], Nichet, Bonnet, Malgaigne[2] et P. Denucé[3].

Luxations occipito-atloïdiennes. — Ces luxations se font toujours d'une façon progressive, et nécessitent des lésions osseuses très avancées et des altérations profondes des condyles et des portions correspondantes de l'atlas qui sont très excavées à l'état normal. La luxation en arrière, la plus commune, peut être bilatérale (obs. de Bertin, Sandifort, Cru-

1. TEISSIER. Th. de Paris, 1841, n° 45.
2. MALGAIGNE. *Traité des luxations*, p. 319.
3. P. DENUCÉ. Article « Atlo-axoïdienne ». *N. Dict. de méd. et chir. prat.*, t. III, p. 813.

veilhier) ou unilatérale (Sandifort et Lawrence ont vu chacun la luxation unilatérale droite).

La luxation en avant paraît rare. Les observations de Meyrieu, Olivier d'Angers et Bernheim ont trait à la variété unilatérale droite.

Luxations atlo-axoïdiennes. — La luxation peut être incomplète. Les ligaments atlo-axoïdiens postérieurs et latéraux sont rompus, le ligament croisé, et les odontoïdiens sont déchirés; l'atlas et l'axis sont inclinés l'un sur l'autre, ce qui ramène le sommet de l'apophyse odontoïde vers l'axe du canal. De là, la compression de la moelle et la mort subite. (Obs. de Teissier, de Nichet, de Heffelsheim, de Jobert, de Holmes [1], de Poupinel [2], Sedillot a même vu l'odontoïde déchirer la dure-mère et pénétrer dans le tissu même de la moelle.

La luxation est beaucoup plus fréquemment complète. Elle est progressive et lente, mais souvent s'exagère d'une manière brusque à l'occasion d'un mouvement, d'un effort. Nous avons vu que l'atlas tendant normalement à se porter en avant de l'axis, en est empêché par les ligaments odontoïdiens. Si ceux-ci sont détruits, la luxation s'effectue *en avant*. C'est le cas le plus commun. Le mouvement de glissement de l'atlas sur l'axis tend à rapprocher l'arc postérieur de l'atlas de l'apophyse odontoïde et, par

1. Cité in Brodhurst. Curvatures and diseases of the spine, p. 106.

2. Poupinel. *Bull. Soc. anat.*, 1883, p. 90.

conséquent, à rétrécir le canal médullaire. Quand ce rétrécissement est graduel il peut arriver à des limites extrêmes sans compromettre l'existence. Dans une pièce de Duverney où l'ankylose attestait que la guérison avait eu lieu, le diamètre du canal était réduit à trois centimètres.

La disparition de l'apophyse odontoïde permet un déplacement plus considérable encore (Obs. d'Ollivier). Teissier et Nichet ont cité des exemples analogues de la variété unilatérale droite et Handyside de la variété unilatérale gauche.

La luxation en arrière est exceptionnelle. Il n'en existe qu'un cas, dû à Nichet (variété unilatérale droite).

Les *déplacements simultanés de l'occipital sur l'atlas et de l'atlas sur l'axis* sont très complexes. Chacun d'eux rentre dans une des catégories indiquées, mais les combinaisons possibles entre eux échappent à toute classification.

Déplacements sans luxation. — A côté de ces déplacements réguliers il faut mentionner ceux qui tiennent à la disparition d'une partie osseuse considérable, et qui peuvent entraîner des inclinaisons très prononcées de la tête. Hilton [1] cite le cas d'un malade du docteur Babington, qui en toussant rejeta l'arc antérieur de l'atlas et l'apophyse odontoïde ; la tête s'inclina en avant, et s'ankylosa.

1. HILTON. On rest and pain, p. 102.

Quel que soit le mode de déplacement, il peut avoir des conséquences graves à l'égard de deux ordres d'organes qui sont en rapport avec les premières vertèbres, les artères vertébrales qui peuvent être rompues (Rust) et amener une hémorrhagie grave, et la moelle épinière qui peut être lésée en raison du rétrécissement soit progressif, soit brusque du canal rachidien.

Période de restitution des lésions osseuses. — La guérison n'est pas incompatible avec des lésions osseuses assez étendues et profondes, et même avec des déplacements très marqués. En attribuant à ces lésions une nature articulaire, nous avons par là même indiqué quel processus doit présider à leur réparation, ou du moins à quel terme ultime ce processus doit aboutir, à l'*ankylose*. L'ostéo-arthrite tuberculeuse suit son mode de régression habituel. Mais à mesure que le procéssus destructif tend à disparaître, une irritation néo-formatrice se fait place. La couche médullaire sous-périostée, excitée, fait de l'hypergénèse osseuse ; et tantôt les surfaces articulaires, en contact, ulcérées et dépouillées de leur cartilage se soudent directement, tantôt des hyperostoses périphériques constituent des jetées, des ponts osseux qui unissent les différentes parties osseuses et les immobilisent.

Ces ankyloses peuvent se diviser en trois groupes : on trouve, en effet, des ankyloses de l'articulation atlo-occipitale, des ankyloses de l'articulation atlo-axoïdienne, et enfin des ankyloses qui frappent ces deux articulations à la fois, et même peuvent immobiliser l'axis sur la troisième vertèbre cervicale, et les vertèbres suivantes entre elles.

Le premier groupe comprend des faits nombreux réunis par Teissier, ceux de Riolan, Bertin, Meckel, Frank, Colombo, van Wynpersse, Sandifort, Cruveilhier, Lawrence, etc.

Le second, au contraire, ne renferme que quelques cas isolés, ceux de Wenzel, de Morgagni, où la soudure existait exclusivement entre l'apophyse odontoïde et le ligament transverse. On peut y joindre un fait de Paget, trouvaille d'autopsie, où « l'atlas et l'axis étaient fermement unis par de la substance osseuse, dans une position telle que la partie supérieure de la moelle était confinée dans un espace très étroit[1] ».

Dans le troisième groupe rentrent les faits les plus communs : dans les uns, l'ankylose se borne aux articulations occipito-atlo-axoïdiennes : dans les autres, l'ankylose s'étend à la majorité des vertèbres cervicales. Dans un cas de Shaw[2], nous voyons « l'occipital et les deux vertèbres supérieures déplacées par la maladie et unies et consolidées par l'ankylose ».

1. J. PAGET. *Med. chir. transact.*, 1848, XXXI, p. 285.
2. SHAW. *On the nature and treatment of the distorsions to which the spine and the bones of the Chest are subject.* London, 1824.

Dans ces divers cas, on peut noter que la luxation, à moins qu'elle n'entraîne la mort subite, en survenant ou en s'exagérant brusquement, est. compatible avec la vie, même si le canal rachidien est rétréci de façon à comprimer la moelle allongée. Mais cette compression peut être aggravée par des abcès intra rachidiens, ou de la pachyméningite fongueuse. Enfin la substance nerveuse peut être altérée.

Abcès ossifluents. — Les foyers tuberculeux étant multiples il peut y avoir plusieurs abcès, indépendants ou communiquant entre eux. Les abcès *extra-rachidiens*, les plus communs, se développent le plus souvent en avant sous la paroi postérieure du pharynx, qu'ils soulèvent. Ils s'ouvrent fréquemment dans le pharynx ou l'œsophage, mais peuvent descendre dans le médiastin, ou s'étendre dans le cou.

Les abcès *intra-rachidiens*, sont une cause de compression du bulbe ; tantôt ils descendent, tantôt ils remontent, franchissent le trou occipital et décollent la dure-mère encéphalique qu'ils peuvent traverser.

Les parties molles du cou sont plus ou moins empâtées, infiltrées : il y a souvent de l'adénopathie cervicale.

Lésions méningées. — L'adhérence solide de la dure-mère au pourtour du trou occipital et à l'apophyse odontoïde fait que cette membrane ne se laisse guère décoller, et est rapidement envahie par le processus tuberculeux. Comme dans les autres portions du rachis, il y a d'abord de la pachyméningite externe puis interne.

L'arachnoïde, en général, est indemne. — La dure-mère infiltrée, ramollie, peut se laisser perforer par l'apophyse odontoïde, qui se met alors en contact avec la pie-mère revêtant la face antérieure du bulbe.

Lésions bulbaires. — Souvent nulles, elles sont quelquefois caractérisées, au niveau des points comprimés, par du ramollissement dû soit à l'infiltration tuberculeuse, soit à la compression.

Les racines nerveuses, et l'origine des nerfs peuvent éprouver les mêmes altérations que dans toute autre région du rachis.

CHAPITRE V

ÉTIOLOGIE

La cause première du mal de Pott, comme de toutes les tuberculoses locales, est l'introduction du bacille tuberculeux dans l'organisme, son transport par la voie vasculaire, et son développement dans le tissu osseux des corps vertébraux. Des causes déterminantes, c'est-à-dire de l'entrée du microbe, nous ne pouvons rien dire. Les causes prédisposantes, celles qui rendent le terrain favorable à l'arrêt et à la pullulation des bactéries, peuvent seules nous arrêter ici.

Fréquence. — La grande activité de croissance que présentent les corps vertébraux pendant la période de l'adolescence, leur mobilité, les poids considérables que leur transmettent les parties sus-jacentes expliquent que cette fréquence soit très grande. Menzel, à Vienne, sur 52 256 autopsies, a trouvé 702 cas de mal de Pott, soit 3,52 p. 100 ; Nebel, à Hambourg,

et Mohr, à Wurzbourg, en ont relevé, le premier sur
1 957 autopsies 82, et le second, 61 sur 2 988.

Age. — Le mal de Pott survient surtout durant
l'enfance, de 2 à 10 ans ; mais les sujets plus âgés
ne sont pas indemnes et la maladie s'observe fréquemment chez les adultes. Mohr [1], sur 72 cas, en
a vu survenir avant 5 ans 29 p. 100 ; de 6 à 10 ans
22 p. 100 ; de 10 à 15 ans 22 p. 100 ; de 16 à 20 ans
16 p. 100, et au-dessus de 20 ans 11 p. 100. Taylor [2],
analysant 375 cas, en a trouvé 226 survenus avant
la cinquième année, 68 avant la dixième et 26 avant
la quinzième. Drachmann [3] cite des cas où le sujet
le plus jeune avait deux mois, et le plus âgé 77 ans.
La statistique de Lannelongue [4] porte sur 180 cas
et ne comprend que des sujets au-dessous de
16 ans :

Au-dessous de 2 ans, 14 cas dont 2 à 5 mois, 1 à
7 mois, 1 à 10 mois, 1 à 11 mois, 9 à 1 an ; de 2 à 5
ans, 91 cas dont 13 à 2 ans, 36 à 3 ans, 22 à 4 ans,
20 à 5 ans ; de 5 à 10 ans, 59 cas ; de 10 à 15 ans, 16
cas.

Sexe. — Lorenz attribue une certaine prédominance mais fort peu marquée au sexe masculin. Gib-

---

1. MOHR. *Zur Statistik der Spondylitis*, in-8. Wurzburg,
1886.
2. TAYLOR. *New-York med. Rec.*, 1881, 13 août.
3. DRACHMANN. *Nord. med. Ark. Stockholm*, 1875, VII, n° 12,
p. 1.
4. LANNELONGUE. *Tub. vert.*, p. 137.

ney trouve sur 2 455 cas, 1 329 sujets du sexe masculin, et 1 126 du sexe féminin. Fisher donne 261 garçons contre 239 filles. Seul Mohr a relevé un chiffre
de femmes un peu supérieur à celui des hommes.

Hérédité. — L'hérédité est, pour Lannelongue, une
des causes prédisposantes les plus importantes. Sans
vouloir rechercher son mode d'action, et déterminer
s'il y a transmission directe de l'élément infectieux
des parents aux enfants, comme l'ont admis Landouzy
et Martin, et comme tendraient à le faire croire les
recherches de Weigert et de Baumgarten qui ont
trouvé le bacille, le premier dans le sperme, le deuxième dans l'ovule fécondé, ou si la contagion se
fait postérieurement à la naissance, il est certain que
dans beaucoup de cas on retrouve chez les parents
les traces de manifestations tuberculeuses diverses,
viscérales ou externes. L'influence de l'hérédité des
parents tuberculeux peut consister en une débilité
native qui persiste et prédispose à la contagion ultérieure.

D'autre part, nous pourrions énumérer diverses
causes prédisposantes, ou admises comme telles, la
masturbation, certaines affections antérieures, la
scarlatine, la rougeole et surtout la coqueluche
(Bradford et Lovett, p. 12). Enfin le mal de Pott peut
être une tuberculose secondaire, c'est-à-dire survenir chez un sujet offrant déjà d'autres localisations
viscérales ou externes de la tuberculose.

Traumatisme. — L'influence du traumatisme,

chute, choc, etc., comme cause prédisposante, ou
même déterminante du mal de Pott, a été très discutée. On est d'accord pour rejeter la deuxième hypothèse, et les récits des malades qui ont vu la gibbosité
se déclarer immédiatement après un traumatisme
ont reçu leur véritable interprétation. Mais beaucoup
d'auteurs, surtout américains, Sayre, Bradford et
Lovett, Taylor entre autres, admettent l'influence
du traumatisme. Les expériences bien connues de
Max Schüller semblent leur donner raison. Si on
inocule la tuberculose à un animal et qu'on contusionne une de sés articulations, celle-ci devient le
siège d'une arthrite tuberculeuse. Pourquoi n'en
serait-il pas de même dans le mal de Pott, et pourquoi les vertèbres contusionnées ne constitueraient-
elles pas un terrain plus favorable à l'évolution des
micro-organismes pathogènes? Taylor, sur 845 observations, a trouvé, dans 53 p. 100 des cas, un traumatisme dans les antécédents.

Localisation des lésions tuberculeuses dans le rachis. — La fréquence relative de l'envahissement
tuberculeux pour chacun des segments du rachis
ou les différentes vertèbres, est très diversement
appréciée. Pour Billroth, Mohr, la prédisposition de
chaque partie du rachis est en relations, à peu près
exactes, avec le nombre des pièces la composant.
Pour Lorenz, la maladie est d'autant plus fréquente
qu'on se rapproche de l'extrémité inférieure de la
colonne, et que le poids transmis par les parties sus-

jacentes est plus considérable. Bradford et Lovett incriminent le degré de mobilité de chaque segment. Ces vues théoriques sont difficiles à concilier. D'ailleurs si on examine les statistiques détaillées, les résultats sont peu concordants, et ne sont en aucune façon comparables.

CHAPITRE VI

SÉMÉIOLOGIE

Peu d'affections ont un tableau clinique aussi variable, des groupements de symptômes, une marche aussi différents que le mal de Pott. Le mal de Pott cervical peut présenter l'apparence symptomatique du torticolis, tandis que le mal lombaire fera penser à une coxalgie, et que le diagnostic entre certains cas affectant la région dorsale et la scoliose pourra parfois être fort difficile. Nous essayerons donc de donner d'abord un tableau d'ensemble de la maladie, en montrant ensuite les différences que chaque symptôme peut offrir suivant la région affectée.

Début. — Le début est généralement insidieux et peut ne se révéler par aucun signe appréciable. Le premier symptôme appelant l'attention est parfois l'apparition de la gibbosité, d'une paraplégie ou d'un abcès par congestion montrant ainsi combien doit

être ancienne la lésion primitive. Mais, assez fréquemment, avant que se manifestent ces symptômes bruyants, on peut observer un ensemble de
signes qui, pris isolément, paraîtraient obscurs, mais
dont la réunion aide à faire le diagnostic précoce,
d'une si grande importance. Les principaux de ces
signes sont la *raideur musculaire*, les *attitudes particulières*, les *phénomènes douloureux* spontanés ou
provoqués.

Raideur musculaire. — De même qu'au début de
la coxalgie, la fixation musculaire du membre malade,
la contracture des muscles avo sinant l'articulation
lésée constituent le symptôme le plus important,
de même au début du mal de Pott, la contracture réflexe des muscles rachidiens fixant d'une façon plus
ou moins complète un segment du rachis, la diminution ou l'abolition totale de la mobilité normale
de ce segment forment le signe le plus certain de la
tuberculose rachidienne commençante. Une certaine
raideur dans la tenue du corps, au repos ou en marche, un éloignement anormal et inusité pour tous
les jeux, tous les exercices violents, une difficulté
marquée pour pencher le tronc soit en avant, soit latéralement, le geste de soutenir le buste avec les
mains chaque fois qu'un mouvement du corps est
nécessaire doivent attirer l'attention du médecin sur
la possibilité d'un mal de Pott au début. De tous les
mouvements du rachis, la flexion en avant est le plus
difficile; veut-on faire pencher l'enfant en avant, on

observe que tout un segment du rachis reste indépendant du mouvement général de flexion, et que les apophyses épineuses de ce segment, au lieu de s'éloigner les unes des autres comme celles des parties voisines, conservent entre elles le même écartement. Si l'enfant se baisse pour ramasser un objet sur le sol, au lieu de fléchir son rachis en laissant les membres inférieurs dans l'extension, il fléchit les hanches et les genoux, et s'accroupit amenant sa main auprès de l'objet qu'il veut atteindre, tout en laissant le rachis droit et immobile (fig. 3). Cette raideur se reconnaît assez bien si on examine le dos de l'enfant en lui faisant exécuter les mouvements normaux du rachis. On peut aussi la rechercher en plaçant l'enfant à plat ventre sur une table, et en relevant ses pieds avec la main (fig. 4). Sayre fait étendre le malade à plat ventre sur ses genoux écartés, cherche par des pressions à apprécier la mobilité des divers segments, et fait enfin exécuter des mouvements de flexion et d'extension du rachis, sur les genoux du chirurgien servant de point d'appui.

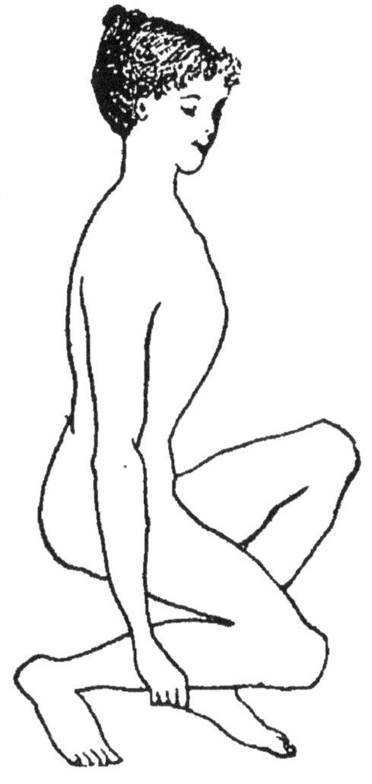

Fig. 3.

Au cou, la raideur musculaire immobilise la tête
dans une position plus ou moins oblique et peut simuler le torticolis. Si on dit au malade de regarder
de côté, il se tourne tout d'une pièce, sans mouvoir
le cou. A la région dorsale, par suite de la crainte
instinctive des mouvements que le malade éprouve,
il respire par inspirations courtes, peu profondes et répétées, de façon à éviter les expansions étendues du thorax.

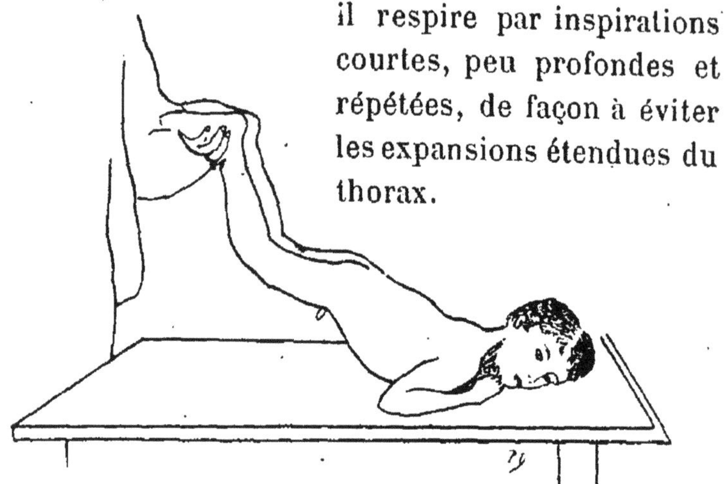

Fig. 4. — Recherche de la rigidité rachidienne.

La raideur est plus marquée, le matin au réveil,
ou quand l'enfant est resté au repos ou étendu quelques instants : elle disparaît quand il est tenu debout et a marché un peu.

La découverte d'un segment du rachis immobilisé
a pour le diagnostic précoce du mal de Pott une
importance sur laquelle, à l'exemple du professeur
Verneuil [1], on ne saurait trop insister.

____

1. Verneuil. *Gazette des hôpitaux*, 1888, 23 août.

Attitudes particulières. — Assez souvent on remar_
que de bonne heure chez les sujets atteints du mal
de Pott certaines attitudes, tout à fait spéciales, et
qui sont dues en partie au spasme musculaire réflexe,
en partie au désir inconscient pour le sujet d'éviter
les chocs brusques dans les parties malades, et de
soustraire celles-ci à la compression due au poids
des parties sus-jacentes. Le siège de la lésion doit
nécessairement faire varier ces attitudes. Dans le
mal cervical le malade incline souvent sa tête d'un
côté, cherchant à l'appuyer sur l'épaule, et à faciliter
son immobilisation en la soutenant entre ses deux
mains. On peut croire à un torticolis. Parfois dans
les lésions cervicales et dorsales supérieures, le
malade tient le menton élevé, pour mieux répartir
le poids de sa tête. Dans les lésions dorsales
moyennes, il élève les épaules, tantôt également,
tantôt inégalement, ce qui amène une légère déviation latérale, et peut faire penser à une scoliose. Souvent dans le mal lombaire, les épaules sont ramenées
en arrière, et le malade marche comme une femme
enceinte, cherchant à soulager les corps vertébraux
lombaires.

S'il y a un peu de raideur ou d'irritation du
psoas iliaque, les enfants se tiennent courbés en Z,
les genoux et les hanches fléchis, et, pour décharger
les vertèbres malades, ils appuient les mains sur
les cuisses, soutenant ainsi le haut du corps.

Phénomènes douloureux. — Bien que le mal de Pott

soit en général une affection douloureuse, on voit assez souvent des enfants, surtout à la campagne, arriver à une période avancée de la maladie sans avoir jamais accusé la moindre douleur. Mais c'est là une exception, et les symptômes douloureux sont ordinairement très accentués, plus accentués même que dans la plupart des ostéo-arthrites tuberculeuses, la coxalgie ou la tumeur blanche du genou par exemple. Lannelongue (*loc. cit.*, p. 142) considère même les troubles de la sensibilité, les douleurs de siège et de caractères variés comme le symptôme le plus important de la période de début. Il faut distinguer parmi ces douleurs du début celles qui sont spontanées et celles qui sont provoquées par l'examen.

Les *douleurs spontanées*, fréquentes, tendent la plupart du temps à induire le diagnostic en erreur. Elles siègent rarement au niveau du rachis, et sont localisées par le malade à l'extrémité terminale ou sur le trajet des branches nerveuses intéressées. Elles s'irradient suivant le trajet d'un nerf du cou ou du membre supérieur, d'un ou plusieurs nerfs intercostaux et de la paroi abdominale, ou dans les membres supérieurs et inférieurs. Elles consistent en une sensation de pesanteur, de brûlure, de constriction, de morsure, en élancements, et sont soit irradiées, soit localisées en un point très restreint. Parmi les plus fréquentes il faut citer la douleur en ceinture, la névralgie intercostale, la sciatique ou la névralgie crurale, les douleurs plus vagues, sensations de brûlure ou de piqûre plus ou moins erratiques et fugaces au niveau de l'épigastre, de la masse sacro-lombaire, des picotements, fourmillements, crampes éprouvés dans les membres, surtout aux mains et aux pieds, parfois des douleurs fulgurantes analogues à celles de l'ataxie locomotrice. (Voir les phénomènes spinaux extrinsèques.)

Il est assez difficile d'assigner à ces phénomènes leur véritable cause. Cependant certains caractères peuvent éclairer le diagnostic. C'est ainsi que la bilatéralité plus ou moins symétrique des douleurs fera penser à une origine médullaire ou tout au moins spinale. De même des exacerbations synchrones avec le pouls pourront être rapportées à la compression des nerfs par des produits inflammatoires. D'ailleurs la présence persistante de douleurs localisées chez un enfant devra toujours être prise en sérieuse considération.

Les douleurs, comme celles de la plupart des affections osseuses, sont souvent plus vives la nuit et agitent ou troublent le sommeil de l'enfant. Le plus souvent *le sommeil est simplement difficile ou fréquemment interrompu.* Quelquefois l'enfant pousse des cris analogues à ceux qu'il fait entendre dans la coxalgie, mais moins fréquents. C'est surtout au début de la nuit que ces cris se font entendre. D'ailleurs l'enfant peut crier sans s'éveiller, ou s'il s'éveille, ordinairement, il se rendort de suite.

La douleur localisée au niveau de la lésion est rarement spontanée. Elle peut être éveillée par les mouvements ou les secousses, toux, éternuement, rire, saut; la flexion un peu brusque, surtout la flexion latérale, provoque souvent la douleur. Dans la tuberculose lombaire, la station debout est généralement moins douloureuse que la position assise. C'est que la lordose normale de ce segment met en quelque sorte les corps vertébraux à l'abri de la compression, tandis que, si le malade s'assied, le redressement du bassin diminue cette lordose, ou la change même en cyphose, augmentant la charge et la compression des corps vertébraux.

La pression méthodique des apophyses épineuses est le meilleur moyen de rechercher la douleur. L'enfant étant déshabillé et debout, ou étendu à plat ventre, on suit du doigt, en les pressant légèrement, les apophyses épineuses. On éveille de la douleur au niveau de la vertèbre malade dont l'apophyse épineuse n'est pas toujours, loin de là, proéminente. (Golding Bird[1] a noté une certaine sensibilité à la pression normale au niveau de l'apophyse épineuse de la cinquième vertèbre cervicale.) Si la pression ne suffit pas, on réussira quelquefois à éveiller la douleur au moyen d'une percussion soudaine et un peu forte au niveau du point soupçonné. Copeland[2]

---

1. GOLDING BIRD. *Heath's Dictionary of Surgery. Caries of the spine.*

2. COPELAND. T. *Obs. on the sympt. and treat. of the diseased*

a proposé d'appliquer sur les apophyses épineuses une éponge imbibée d'eau chaude. Ce n'est pas une méthode absolument certaine dans ses résultats. Rosenthal [1] a indiqué, comme un moyen très sûr et très délicat de déceler la sensibilité des apophyses épineuses des vertèbres atteintes, l'emploi du courant électrique continu. On se sert d'un courant fai-, ble, et on applique le pôle négatif sur l'épigastre, et le pôle positif, un gros électrode à éponge humide, sur les apophyses épineuses. On provoque à coup sûr une douleur au point malade.

Les procédés violents ou brusques pour la recherche de la douleur, tels que d'imprimer au malade une violente secousse, de le frapper brusquement sur les épaules ou le siège, de le faire sauter d'une certaine hauteur sont absolument inadmissibles. Si les procédés de douceur donnent un résultat négatif, il vaut mieux renoncer à cette recherche.

Il faut joindre à ces signes du début quelques phénomènes généraux qui ne présentent ici rien de bien particulier, l'amaigrissement, l'anorexie, le sentiment de lassitude qui envahit vite le malade et l'éloigne des jeux de son âge. Le malade est de mauvaise humeur, grognon; il pleure facilement, se plaint de maux de tête et se tient à l'écart, évitant

spine, more particularly relating to the incipient stages, in-8°. Londres, 1815.

1. ROSENTHAL. Zur Kentniss der beginnenden Karies. *Wien. med. Presse*, 1865, VI, p. 1017.

autant que possible de mettre en jeu la mobilité du rachis. On peut aussi observer parfois de la toux, des troubles de la digestion, dysphagie, constipation, vomissements, des troubles urinaires, etc.

Dès cette période, j'ai pu quelquefois constater un certain degré d'excitabilité médullaire se traduisant par l'exagération des réflexes rotulien ou testiculaire, voire même le « signe du pied » (trémulation épileptoïde, quand on relève brusquement l'extrémité antérieure du pied).

A une période plus avancée, le mal de Pott offre des symptômes pathognomoniques, la *gibbosité*, les *abcès migrateurs*, les *symptômes nerveux* (troubles moteurs et sensitifs). On ne peut rien dire de précis sur l'ordre d'apparition habituel de ces symptômes. Chacun d'eux, suivant les cas, peut apparaître le premier, comme aussi il peut manquer soit complètement, soit durant une période plus ou moins longue.

Gibbosité. — Les caractères spéciaux que la gibbosité revêt dans le mal de Pott sont d'être *postérieure, médiane* et *angulaire*. Chacun de ces termes mérite une explication.

La gibbosité est *postérieure*, c'est-à-dire que son point culminant regarde directement en arrière. L'anatomie pathologique et le mode de production de la gibbosité rendent bien compte de ce fait. La déformation étant due à l'effondrement des corps vertébraux, et celle-ci ayant lieu directement en avant dans la plupart des cas, la saillie des apophyses épineuses doit regarder directement en arrière. Nous verrons bientôt que cette règle peut présenter des exceptions. Au lieu de regarder en arrière, le point culminant de la gibbosité peut être tourné plus ou moins obliquement à droite ou à gauche. C'est surtout quand les lésions primordiales ont été localisées latéralement dans les corps vertébraux, ou se sont développées d'une façon asymétrique envahissant un côté plus rapidement que l'autre, que la gibbosité cesse d'être postérieure. Elle perd en même temps la qualité de médiane.

La gibbosité est dite *médiane*, car le profil de la saillie peut être compris dans un plan qui se confond avec le plan médian antéro-postérieur du corps. Dans ce cas elle représente une courbure cyphotique pure, et les courbures de compensation qui se forment dans les segments du rachis situés au-dessus et au-dessous s'obtiennent soit par la diminution d'une cyphose normale ou sa transformation en lordose, soit par l'exagération d'une lordose physiologique.

Mais il arrive, et même assez fréquemment, que, comme nous l'avons dit plus haut, la gibbosité présente une certaine inclinaison latérale. Son profil, au lieu d'être dans le plan médian antéro-postérieur, est alors dans un plan oblique, ou même, en raison de sa sinuosité, peut ne pas être compris dans un plan comme s'il s'agissait d'une gibbosité scoliotique.

Cette déviation latérale peut être encore exagérée
par une position vicieuse de tout le tronc, qui est
loin d'être rare. Au lieu d'être placé d'aplomb sur le
bassin, le tronc est plus ou moins déjeté d'un côté:
le fil à plomb passant au niveau de la vertèbre proéminente, au lieu de coïncider avec le sommet de la
gibbosité et le sillon interfessier, tombe plus ou moins
en dehors de ces parties. A cette déviation oblique
s'ajoute un certain degré de torsion faisant regarder
de côté la face antérieure du thorax.

Ce sont surtout les orthopédistes américains qui
après Bouvier (1856) ont insisté sur ce point. Bartow [1] croit que cette déviation latérale est fréquente
au début et s'accompagne presque toujours de torsion du rachis. Lovett [2] considère la déviation latérale comme la règle au début du mal de Pott dorsal
ou lombaire ; mais, suivant lui, il s'agit moins d'une
rotation que d'un déjetiement en masse du tronc
sur le côté, et surtout sur le côté droit ; cette inclinaison, surtout marquée quand l'enfant est debout,
est due à l'irritabilité musculaire. Kirmisson [3] admet
l'existence de ces deux modes de déviation, l'un, la
torsion, dû aux altérations osseuses, l'autre à la
contracture musculaire. Ridlon [4] a montré combien

<hr>

1. BARTOW. *Annals of Surgery*, 1889, juillet, p. 48.
2. LOVETT. *Am. orthop. assoc.*, III, 1890, p. 182 et IV, 1891,
p. 38 et BRADFORT et LOVETT, *loc. cit.*, p. 18.
3. KIRMISSON. *Revue d'orthopédie*, 1892, n° 6, p. 440.
4. RIDLON. *New-York med. Rec.* 1892, 17 septembre.

le traitement ordonné par suite d'une confusion avec la scoliose peut être préjudiciable.

D'après Noblesmith, cette déviation latérale reconnaît toujours une cause, soit une faiblesse générale, soit une contracture musculaire, soit la combinaison avec le mal de Pott d'une scoliose statique, par exemple par inégalité des membres inférieurs, soit une asymétrie des lésions vertébrales.

La gibbosité est généralement *angulaire*. Nous avons vu, en étudiant l'anatomie pathologique, que la gibbosité pouvait se produire de deux façons différentes, soit brusquement, d'une façon soudaine, spontanément ou à la suite d'un choc, d'une chute, d'un traumatisme, soit lentement et d'une façon progressive. Dans le premier cas, nous avons vu les deux segments du rachis, sus et sous-jacents aux vertèbres malades, se rapprocher brusquement et former un angle plus ou moins aigu ; le nombre des vertèbres lésées est petit, deux ou trois au plus. Leurs apophyses épineuses, s'écartant, font sous la peau une saillie angulaire.

Si au contraire la gibbosité se prononce lentement, si le nombre des vertèbres atteintes est plus considérable, la déformation perd le caractère anguleux et s'arrondit ; elle forme un arc ou un segment d'ellipse, dont les points extrêmes sont peu éloignés l'un de l'autre, et qui comprend quatre, cinq, et jusqu'à huit ou dix apophyses épineuses légèrement divergentes, mais très rapprochées les unes des autres, et formant, non pas une saillie angulaire, mais une sorte de courbe en anse dont nous avons examiné plus haut la formation.

Ces différences tiennent surtout au nombre des vertèbres disparues, sans que ce caractère soit absolument constant. Elles sont loin d'avoir l'importance diagnostique qu'on leur accordait quand l'unité du mal de Pott n'était pas encore admise. Broca, par exemple, attribuait la gibbosité arrondie à la polyarthrite vertébrale, la gibbosité angulaire à la tuberculose des corps vertébraux, l'absence de gibbosité à la carie du rachis, et tirait de ces apparences des indications non seulement pour le diagnostic mais encore pour le pronostic.

En résumé, la gibbosité du mal de Pott est généralement médiane et postérieure et assez fréquemment anguleuse. Mais ces caractères peuvent être plus ou moins altérés, comme aussi la gibbosité peut manquer complètement.

Nous avons vu que dans certains cas la gibbosité se formait et augmentait d'une façon progressive. Au début on peut ne trouver qu'une très légère saillie d'une ou deux apophyses épineuses. Encore cette saillie passe-t-elle fréquemment inaperçue dans la station debout. La flexion du tronc facilite beaucoup cette recherche, et il sera indiqué de faire courber le malade en avant, même si ce mouvement présente quelque difficulté.

La gibbosité une fois établie n'est pas douloureuse, d'ordinaire. Quelquefois, dans sa période de formation, elle se montre sensible à la pression, surtout exercée sur les apophyses transverses, et on peut à son niveau constater quelque empâtement des parties molles.

Abandonnée à elle-même, la difformité a une tendance à s'accroître jusqu'à ce qu'arrive soit la mort, soit une guérison spontanée. Celle-ci, surtout dans la région dorsale, ne s'obtient que quand la gibbosité a parfois atteint déjà de grandes dimensions. Nous en avons étudié le processus avec l'anatomie pathologique.

Pendant l'évolution de ce processus, et même après qu'a été obtenue la guérison du foyer tuberculeux, si l'affection a débuté dans l'enfance ou l'adolescence, on voit se former au-dessus et au-dessous de la gibbosité des *courbures de compensation*. Les cyphoses normales s'aplatissent ou se changent en lordoses. Les lordoses sont exagérées. Si la gibbosité est latérale, les courbures de compensation se font dans les plans latéraux opposés et prennent une certaine analogie avec les courbures scoliotiques.

Ces caractères se modifient suivant la région affectée. *Au cou*, l'angle de la gibbosité est en général fort peu accentué. Le cou est raccourci et comme élargi; la cyphose dorsale s'aplatit, tandis que la lordose lombaire s'exagère. La guérison spontanée n'est pas très rare et laisse peu de difformité.

La gibbosité *dorsale supérieure* est très marquée et forme un angle très saillant. Le sternum en même temps est abaissé, les côtes ont un trajet descendant oblique, le thorax est aplati latéralement, et la forme de poitrine ainsi obtenue (*pigeon-breast* des auteurs anglais) ressemble assez exactement à celle qu'on rencontre dans le rachitisme grave. On peut même, dans certains cas, voir les cartilages costaux faire de chaque côté du sternum déprimé un angle plus ou moins saillant.

La gibbosité des *régions dorsales médiane et inférieure* est différente : bien que la saillie des apophyses épineuses soit très apparente, l'inclinaison moindre des segments rachidiens lui donne un aspect plus localisé, moins étendu. Le thorax, très raccourci dans son diamètre vertical, est globuleux.

Dans les deux cas la lordose cervicale est augmentée. La tête est portée en arrière. La face dirigée en haut et en avant subit, surtout dans sa partie inférieure, une modification de forme, et prend une expression caractéristique. La lordose lombaire est également exagérée.

Dans le mal de Pott *lombaire* la courbure représente un arc d'un rayon souvent plus allongé que dans les autres régions. Le raccourcissement en hauteur du tronc est assez marqué. Si on examine le sujet nu, on voit que ce raccourcissement est causé par la disparition de la paroi abdominale, que le rebord des fausses côtes se rapproche des épines iliaques antérieures, et que les téguments abdominaux forment un pli plus ou moins profond. Au-dessus de la lésion, par suite de l'aplatissement ou de l'interversion de la cyphose dorsale, tout le rachis constitue une courbe unique, convexe en avant.

On entend quelquefois, en auscultant la gibbosité lombaire, un bruit de souffle signalé par French. R. Sayre dit ces souffles rares. Il les attribue à une légère compression de l'aorte abdominale par la déviation rachidienne [1].

La tuberculose siégeant dans le corps de la dernière vertèbre lombaire et ayant envahi et détruit le disque interposé entre cette vertèbre et le sacrum, et les articulations des apophyses articulaires, peut amener au lieu de gibbosité un glissement en avant de la dernière vertèbre qui vient faire saillie dans le détroit supérieur; la lordose lombaire est exagérée et compensée par une augmentation de la cyphose dorsale. Cette affection, décrite par Kilian [2] sous le nom de *spondylolisthésis*, est considérée par Hergott [3], Brodhurst [4] et Hirigoyen [5], comme relevant de la tu-

---

1. FRENCH. Alumni Soc. of Bellevue hosp. *New-York med. J.*, 1888, 11 février. Discussion par R. SAYRE.

2. KILIAN. *De spondylolisthesi*. Bonn, 1853.

3. HERGOTT. *Spondylizème et spondylolisthesis*. Paris, 1883.

4. BRODHURST. *Curvature and disease of the spine*, p. 100.

5. HIRIGOYEN. L. *De l'influence des déviations de la colonne vertébrale sur les déformations du bassin*. Th. agr., 1883.

berculose : Neugebauer [1] croit que la cinquième vertèbre lombaire se déplace ainsi, sous l'action purement physique de la pesanteur et sans inflammation préalable.

Sous le nom de *spondylizème* Hergott [2] a décrit les cas où le corps seul de la cinquième vertèbre étant détruit, celle-ci s'affaisse et s'incline de telle façon que le rachis incliné en avant couvre le détroit supérieur.

Le spondylizème et le spondylolisthésis entraînent des déformations marquées du bassin et ont une influence désastreuse sur la gestation et la parturition.

Dans la plupart des cas survenus avant l'âge adulte, la croissance générale est arrêtée ou ralentie. Les membres inférieurs, assez développés, contrastent avec le tronc raccourci et déformé. Nous avons décrit plus haut les modifications de la tête et du bassin.

Abcès ossifluents. — Dans bien des cas, le mal de Pott évolue jusqu'au bout sans donner lieu à la moindre suppuration; mais souvent l'abcès constitue un de ses symptômes les plus graves. En général l'abcès provient du foyer tuberculeux vertébral. Rarement c'est un ganglion tuberculeux de la région qui lui donne naissance.

1. NEUGEBAUER. *Du bassin vicié*, 1884, p. 11.
2. HERGOTT. *Arch. de tocologie*, 1877, mars, avril. *Ibid.*, octobre.

Au début, il est presque impossible de reconnaître l'existence d'un abcès, surtout dans les régions
dorsale ou lombaire. Aucun trouble fonctionnel, aucun signe objectif ne peuvent révéler l'existence de
l'abcès encore sessile. Quand son volume s'est un
peu accru, il envahit dans la région thoracique le
médiastin postérieur. Dans la région lombaire on
peut parfois reconnaître un peu de matité plus ou
moins limitée au point qu'il occupe. Encore, pour
rechercher cette matité, faut-il soupçonner qu'un abcès s'est formé. Ce n'est que plus tard, quand son
volume s'est accru dans de plus grandes proportions, que l'abcès constitue une véritable tumeur,
avec ses signes habituels, voussure et matité thoraciques, collection limitée, arrondie ou allongée, peu
tendue, fluctuante et mate dans l'abdomen.

Au cou il simule souvent un abcès rétropharyngien, fait saillie dans le pharynx, détermine de la
dysphagie, de la dyspnée, de la raucité de la voix. Nous
avons vu que ces abcès pouvaient envahir le médiastin postérieur, ou latéralement descendre jusque
dans le triangle sus-claviculaire ou le creux axillaire
ou en arrière faire saillie sous le bord du trapèze.
Ils peuvent aussi passer entre les apophyses transverses et les faisceaux des scalènes, et venir à la
région postérieure du cou.

Les abcès dorsaux amènent quelquefois de la dyspnée. Ils sont migrateurs et passent dans la couche abdominale. Rarement ils s'ouvrent dans les bronches,

la trachée ou l'œsophage. Quelquefois ils cheminent en suivant l'espace intercostal.

Si ces abcès abdominaux ou parvenus dans l'abdomen se mettent en rapport avec le muscle psoas et y déterminent de l'inflammation, à plus forte raison s'ils se développent dans son épaisseur, la conracture musculaire fixant la hanche en flexion

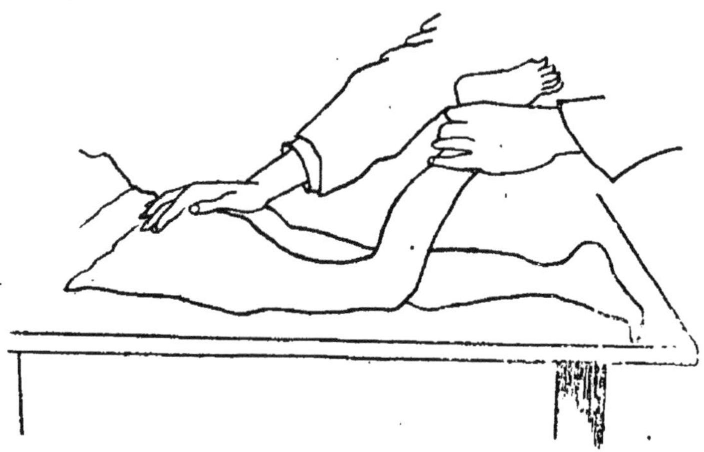

Fig. 5. — Procédé pour rechercher la perte de l'hyperextension de la cuisse dans les abcès du psoas (Bradford et Lovett).

appellera l'attention. Cette immobilisation n'est pas complète, comme celle de la coxalgie ; le mouvement d'extension ou d'hyperextension qu'il faut rechercher (fig. 5) est parfois seul impossible, il n'y a pas de rotation du membre en dehors ou en dedans, et l'abduction comme l'adduction sont possibles. Le trochanter affleure la ligne de Nélaton, signe absolu de l'intégrité des rapports articulaires. Enfin la flexion vicieuse de la cuisse n'est pas compensée comme dans la coxalgie par une lordose lombaire plus ou moins exagérée, et souvent, au contraire, si la lésion est lombaire, on trouvera dans la région les signes de la cyphose angulaire.

Si l'abcès s'étale dans la fosse iliaque, il y manifeste sa présence par un empâtement profond, une résistance à la pression que la palpation fera reconnaître. Mais bientôt il fait saillie sous la peau, en l'un des points que nous avons énumérés au chapitre de l'anatomie pathologique. Là il constitue une tumeur arrondie, fluctuante, indolente ; la peau qui recouvre cette tumeur conserve longtemps ses caractères normaux. L'abcès siège-t-il en un point de la paroi abdominale antérieure, on peut, avec Albert, constater que les mouvements respiratoires de la paroi s'étendent jusqu'à la limite supérieure de l'abcès, tandis que la peau recouvrant l'abcès reste immobile. Assez souvent cette tumeur est réductible à la pression. On peut, en appuyant d'une main au point culminant de la tumeur, faire rentrer le liquide dans la cavité intra-abdominale, tandis que l'autre main appliquée sur la partie principale de la tumeur sent celle-ci augmenter de volume et se tendre. En général il n'y a jusque-là aucune douleur. Puis les téguments s'altèrent : la peau s'amincit, prend une coloration violacée ou cuivrée, s'ulcère, se perfore et donne passage à une quantité de liquide puriforme plus ou moins abondante.

L'abcès peut également s'ouvrir dans une cavité

viscérale, dans le pharynx ou l'œsophage, dans les bronches, dans l'estomac ou l'intestin, dans la vessie, etc.

Si l'orifice est extérieur, s'il donne librement passage aux liquides, les parois de l'abcès reviennent sur elles-mêmes, et la lésion osseuse communique avec l'extérieur par un canal plus ou moins étroit, mais qui n'a aucune tendance à la cicatrisation, vu la nature tuberculeuse de ses parois. Sinon, l'écoulement des liquides étant entravé, il y a stagnation; les produits stagnants s'infectent, subissent une transformation putride et peuvent entraîner des accidents septiques aigus. De nouveaux trajets peuvent se former et amener l'ouverture d'autres orifices fistuleux.

En dehors des accidents septiques aigus, même si les liquides ont un écoulement facile, on voit survenir tous les signes qui accompagnent les suppurations abondantes et prolongées : pâleur des téguments, teint cachectique, amaigrissement, anorexie, diarrhées profuses, accès fébriles erratiques, etc. — Cet état de septicémie chronique peut, en un temps plus ou moins long, entraîner la mort.

Troubles spinaux. — Les phénomènes nombreux et variés qui reconnaissent pour origine la compression ou les altérations soit de la moelle, soit des racines rachidiennes, ont une grande importance. Chez les adultes leur rôle séméiologique est souvent prépondérant; d'ailleurs, quand ils existent, ils aggravent le pronostic. Mais ils sont loin d'être constants, surtout quand le mal siège dans les régions inférieures du rachis (Bouvier, Gibney).

Avec Charcot[1], on peut diviser les signes spinaux en signes *intrinsèques* ou médullaires, et en signes *extrinsèques*.

Signes extrinsèques. — Les signes extrinsèques sont dus à la compression ou à l'altération des nerfs vertébraux, des filets nerveux qui, dans la couche celluleuse périméningée, accompagnent les sinus vertébraux, des méninges (la dure-mère et la pie-mère, dont Flourens a démontré la sensibilité à l'état pathologique), et surtout, enfin, des racines rachidiennes antérieures et postérieures qui traversent les méninges et se réunissent pour former les troncs originels des nerfs mixtes. Ceux-ci enfin cheminent dans les canaux de conjugaison avant de s'épanouir au dehors; ils peuvent là être comprimés ou altérés. Or toutes ces parties sont sensibles, les racines antérieures exceptées. Les troubles de la sensibilité constituent les plus importants de ces signes extrinsèques.

La compression et l'irritation des filets nerveux, osseux ou extra-méningés et méningés donnent lieu aux douleurs locales, profondes, que nous avons étudiées avec les symptômes de début. L'ir-

----

1. Charcot, *Mal. du syst. nerv.*, II, p. 95.

ritation des racines rachidiennes et des troncs originels donne lieu : 1° à des troubles douloureux spéciaux désignés sous le nom de *pseudo-névralgies;*
2° à des troubles de la motilité dans les muscles innervés par les nerfs issus des racines ou des troncs
altérés; 3° à des troubles trophiques.

Les *pseudo-névralgies* dépendent de la compression simple, mais plus souvent de l'envahissement
tuberculeux des racines et des troncs originels. Aussi
les douleurs sont-elles analogues à celles des né-
vrites. Elles sont généralement précoces et précèdent
de loin les signes spinaux proprement dits. Elles
consistent en douleurs vives, souvent très précoces, locales et s'irradiant le long du trajet des
nerfs périphériques constitués par les filets des racines ou des troncs intéressés. Ces douleurs sont
presque toujours bilatérales et symétriques. Elles
diffèrent des névralgies ordinaires, *a frigore* ou
traumatiques, en ce que sur le trajet des nerfs intéressés il n'existe, à la pression, aucun point douloureux. On trouve aussi des douleurs en ceinture,
intercostales ou abdominales, des douleurs s'irradiant dans les membres supérieur ou inférieur, des
sciatiques doubles, etc.

Parfois à ces douleurs sur le trajet des troncs
nerveux se joint de l'hyperesthésie du territoire cutané innervé par eux. Spontanément ou au moindre
contact, s'éveillent des douleurs vives, intolérables.
Quand la lésion est plus avancée, cette hyperesthésie

fait place à de l'anesthésie cutanée qui contraste avec les douleurs pseudo-névralgiques persistant profondément. Ce contraste mérite le nom d'*anesthésie douloureuse*.

Les *troubles moteurs* et surtout la paralysie sont exceptionnels. Cependant la compression des racines peut amener la paralysie de groupes musculaires limités. Plus souvent la névrite tuberculeuse entraîne des contractures.

Les *troubles trophiques* portent soit sur les muscles, soit sur la peau. L'atrophie musculaire peut se montrer même sans paralysie, et, suivant Benedikt[1], on peut voir dans ces cas la contractibilité électrique conservée en même temps que la sensibilité électrique est accrue, particularité qui semble prouver que l'atrophie musculaire est bien la conséquence d'un travail d'irritation (Charcot).

Le plus souvent les muscles paralysés présentent la réaction de dégénérescence et subissent une atrophie rapide avec perte des réflexes. (Lorenz, *loc. cit.* p. 629.)

Les *troubles trophiques cutanés* sont assez fréquents, zona, bulles pemphigoïdes, petites eschares dermiques, etc.

Signes intrinsèques. — Les signes intrinsèques ou spinaux proprement dits relèvent de la compression de la moelle, des altérations transversales atteignant

---

1. Benedikt. *Électrothérapie*, II, p. 316.

les centres et les conducteurs médullaires, et des dégénérescences ascendantes ou descendantes. Ils comprennent des troubles de la motilité et de la sensibilité dont l'ordre d'apparition est variable et mal déterminé; ces signes sont en général postérieurs aux signes extrinsèques.

Les *troubles de la motilité* sont les plus importants. Ils apparaissent souvent les premiers, et dans bien des cas ne s'accompagnent d'aucun trouble de la sensibilité. Ils sont toujours plus prononcés que ces derniers, ce qu'on s'explique facilement si on songe que pour la moelle comme pour les nerfs périphériques, les fibres sensitives résistent mieux à la pression que les filets moteurs. Peut-être aussi la situation postérieure des fibres sensitives les expose-t-elle moins à la compression exercée par la pachyméningite tuberculeuse généralement antérieure.

Ces troubles sont constitués par une *paralysie* motrice, qui peut aller de la parésie la moins prononcée jusqu'à la paralysie complète, les caractères de cette paralysie variant suivant qu'elle est due à une simple compression ou à des altérations, et suivant la nature ou le siège de ces altérations.

La simple compression du faisceau pyramidal du cordon latéral donne une paralysie plus ou moins complète, mais *flaccide :* en imprimant au membre des mouvements passifs, on n'éprouve aucune résistance. Mais bientôt ces faisceaux deviennent irritables, s'enflamment, sont envahis par la dégénérescence descendante, et la paralysie flaccide fait place à une paralysie spasmodique avec contractures. On voit alors survenir des secousses douloureuses, des crampes, des rigidités temporaires, qui ne tardent pas à aboutir à des contractures toniques, permanentes. Le type de ces contractures, surtout au début, est assez constant pour les membres inférieurs. Le malade étant couché, ses extrémités inférieures sont allongées, raides, parfois avec abduction ou adduction, la hanche et les genoux en extension, et les pieds ordinairement en équin. Pour faire céder cette extension et mettre le membre en flexion, il faut une force assez grande. Plus tard on observe des contractions cloniques des fléchisseurs : la moindre cause, un contact léger, le poids des couvertures, etc., amènent des tentatives douloureuses de flexion. Celle-ci finit parfois par l'emporter, et à l'extension succède une contracture tonique et permanente en flexion qui peut acquérir un degré extrême, les genoux se serrant l'un contre l'autre et les talons venant au contact des fesses.

Aux membres supérieurs le type de flexion est plus fréquent. La flexion peut occuper le coude et les doigts : quelquefois il y a simple flexion des doigts sans rigidité dans le coude; le coude peut aussi être fléchi avec les doigts étendus. Le type d'extension, exceptionnel, se combine généralement avec la pronation.

Dans les cas, où la paralysie dépend seulement

d'une interruption des conducteurs, sans lésion des centres, la contractilité électrique persiste dans les muscles qui ne subissent pas d'atrophie. Les réflexes sont exagérés. Si on cherche à relever brusquement le bout du pied, on obtient de la *trépidation épileptoïde* de tout le membre.

Si le malade peut encore marcher, ou s'il recommence à marcher, la démarche en raison de cet état spasmodique, de cette excitabilité réflexe, prend des caractères spéciaux. Le malade marche lentement, ses pas sont raccourcis; des mouvements brusques de flexion le font irrégulièrement *stepper ;* une adduction exagérée accole ses cuisses et lui fait croiser les genoux. Pour élargir sa base de sustentation il cherche à écarter les jambes, et cependant finit par ramener les pieds l'un vers l'autre, au point de les croiser.

Si la paralysie est due à une altération des cellules de la substance grise, à une lésion des centres spinaux (situés pour le membre inférieur dans le renflement lombaire), la paralysie reste flaccide : il n'y a pas de contractures. Les réflexes sont abolis, les muscles donnent la réaction de dégénérescence et s'atrophient très rapidement. Il faut noter cependant que si la lésion a pour siège le renflement cervical, cette paralysie flaccide ne persiste que pour le membre supérieur, la paralysie flaccide, pour le membre inférieur, par suite de la dégénération descendante, se transforme vite en paralysie spasmodique.

Enfin, en même temps que ces phénomènes paraplégiques, on peut voir survenir des troubles parétiques ou paralytiques de la vessie et du rectum.

Troubles vésicaux. — Ces troubles, en général peu marqués, consistent en incontinence ou rétention d'urine. Charcot s'appuie sur la théorie de Budge pour expliquer ces différences par le siège de la lésion. Si on admet que les seuls vrais sphincters de la vessie soient les muscles uréthraux et que la tonicité de ceux-ci, due à un réflexe ayant pour arc eisodique les nerfs vésicaux centripètes et pour arc exodique les 3°, 4° et 5° paires sacrées, ne cède que sur l'intervention de la volonté, on comprendra que toute lésion siégeant au-dessus de la région dorsale moyenne interrompra l'action de la volonté, et laissera le réflexe subsister seul, d'où rétention. Si la lésion siège plus bas, l'acte réflexe sera supprimé, d'où incontinence.

Troubles rectaux. — Ils sont analogues aux troubles vésicaux. Il y a, soit de la constipation par paresse des muscles rectaux, soit incontinence par paralysie du sphincter anal.

Troubles trophiques. — Du côté de la peau, on observe les signes de *glossy skin*. La peau est sèche, écailleuse, mince et luisante. Elle peut présenter des bulles de zona, ou de pemphigus, et de petites eschares. Le tissu cellulaire sous-cutané est épaissi, œdémateux.

Du côté des articulations on voit assez rarement des troubles signalés par Mitchell, étudiés par Charcot, Vincent et Talamon, et présentant deux formes distinctes : l'arthralgie et l'arthrite ou arthropathie exsudative.

L'arthralgie est purement douloureuse. La douleur, spontanée et survenant en dehors de toute pression, de tout mouvement, occupe toute l'articulation, les deux genoux en général, plus rarement les cous-de-pied. Parfois, il n'y a qu'un point limité périarticulaire.

L'arthropathie exsudative consiste en un épanchement analogue à celui de l'hydarthrose, fort peu abondant, presque indolent, et qui, en général, se résorbe assez vite.

Troubles de la sensibilité. — Les symptômes intrinsèques afférents à la sensibilité sont surtout des *troubles de transmission.* Ils sont plus tardifs que les troubles de la motilité, et leur pronostic est plus grave. Althaus [1] admet dans le mal de Pott trois degrés de compression médullaire. Le premier n'amène qu'un déplacement du liquide céphalo-rachidien et ne se traduit par aucun signe. Le second intéresse les faisceaux blancs surtout antérieurs, d'où paraplégie, sans perte de la sensibilité ni modification des réflexes. Au troisième, on constate, en même temps que les troubles des sphincters, les

---

1. ALTHAUS. *Centralblatt. f. Nervenheilk.*, 1887, sept., n° 9.

symptômes sensibles qui deviennent l'indice d'une lésion profonde.

La sensibilité peut être atténuée, troublée ou abolie dans ses différentes modalités.

La *sensibilité tactile* est le plus souvent seule intéressée ; ordinairement diminuée, elle est rarement abolie d'une façon complète. Quelquefois sa transmission subit un retard plus ou moins notable, que Cruveilhier déjà avait signalé, et qui peut aller jusqu'à trente secondes entre le moment de l'excitation périphérique et celui où la sensation est perçue. Il peut y avoir aussi de l'hyperesthésie. Enfin les sensations peuvent être perverties, et un simple contact sera ressenti comme une brûlure, une piqûre, comme un fourmillement. Charcot a signalé comme fréquente une forme de *dysesthésie* par suite de laquelle les moindres excitations donnent naissance à une sensation très pénible, toujours la même, où domine un sentiment de vibration douloureuse. Les vibrations partent du point traité, rayonnent à la fois vers la racine et l'extrémité du membre, et peuvent durer plusieurs minutes. Au bout de quelque temps une sensation analogue peut même apparaître sur le membre opposé, au point symétrique (sensations associées).

L'*analgésie* est très rare. La *sensibilité thermique* est affectée plus fréquemment. La distinction entre le froid et le chaud devient difficile ou impossible, ou donne lieu à des erreurs constantes.

La *perte du sens musculaire* peut s'ajouter à l'excitabilité réflexe et à l'épilepsie spinale pour amener de l'incoordination motrice et des troubles de la marche.

Enfin la lésion médullaire peut réagir sur l'encéphale et produire des crises épileptiformes par suite soit d'une simple irritation, soit d'une dégénération ascendante.

Les symptômes que nous venons d'énumérer se groupent diversement suivant le siège de la compression. Ils peuvent même, pour certaines régions de la moelle, se compliquer de signes exceptionnels. En exceptant le mal sous-occipital que nous étudierons à part, nous allons passer en revue ces différentes localisations.

Région cervico-dorsale supérieure. — Les symptômes *extrinsèques* jouent ici un rôle considérable. La compression des nerfs cervicaux peut donner lieu à des phénomènes sensitifs, moteurs et trophiques. Laissons de côté les trois premières paires cervicales qui ne sont intéressées que dans le mal sous-occipital et dont nous aurons à reparler plus loin. La quatrième paire entre dans la formation du plexus cervical. Elle forme avec la troisième une arcade d'où partent les branches sus-claviculaire et sus-acromiale. La compression de ces racines donnera des troubles sensitifs, pseudo-névralgies, anesthésie ou anesthésie douloureuse dans les régions sus-sternale, sternale supérieure, sus et sous-claviculaire; la peau qui recouvre le grand pectoral jusqu'au mamelon, et les parties antérieure et externe de l'épaule. Ceux-ci peuvent s'accompagner de troubles trophiques dans la même zone.

Les nerfs phréniques naissent par trois racines partant des troisièmes, des quatrièmes et des cinquièmes paires cervicales. La compression de ces trois paires pourrait entraîner une gêne respiratoire, voire même la paralysie du diaphragme. Faucon et Lavrand (de Lille)[1] ont vu dans un cas de mal cervical supérieur des accès de dyspnée avec cyanose céder à l'application d'un corset de Sayre avec *jurymast*.

Leroy-Hubbard à l'Académie de médecine de New-York (16 novembre 1894) a rapporté une observation analogue et deux cas suivis d'autopsie.

Les branches antérieures des quatre derniers nerfs cervicaux et du premier dorsal forment le plexus brachial. Leur compression amènera des troubles sensitifs, et quelquefois trophiques dans tout le territoire des branches cutanées de ce plexus, c'est-à-dire dans toute l'épaule et le membre supérieur. Les troubles moteurs, lorsqu'ils existent, peuvent être diffus et atteindre les différents muscles innervés par le plexus brachial. Ils peuvent présenter des localisations assez particulières. C'est ainsi que la tuberculose des cinquième et sixième vertèbres cervi-

---

1. FAUCON et LAVRAND. *Journ. des Sc. méd. de Lille*, 5 août 1892.

cales peut entraîner une paralysie double symétrique,
portant sur le groupe musculaire bien défini consti-
tué par les muscles deltoïde, biceps, brachial antérieur et long supinateur, et accessoirement sur les
sous-épineux, grand rond, grand dorsal, grand den-
telé, grand pectoral, et court supinateur. Ferré[1] a
montré en effet que les nerfs innervant les quatre
premiers muscles indiqués provenaient bien des cinquième et sixième nerfs cervicaux, et il a suivi jusque dans la sixième racine les branches du radial
destinées au long supinateur. Les troubles sensitifs
sont alors limités à la zone innervée par le mus-
culo-cutané, le radial et quelquefois les nerfs circon-
flexe et médian[2]. Cette paralysie reproduirait en le
rendant symétrique le type dit de Duchenne-Erb
(paralysie radiculaire supérieure du plexus brachial).

La compression portant sur les deux dernières
paires cervicales et la première dorsale entraînerait
des phénomènes analogues à ceux des paralysies
radiculaires inférieures, mais bilatérales et symétriques, troubles sensitifs dans le domaine du brachial cutané interne, de l'accessoire et du cubital,
dans la moitié interne de la main et de l'avant-bras
(accessoire), des phénomènes paralytiques et atro-
phiques dans les éminences thénar, hypothénar,
et les interosseux. D'après Ferré (*loc. cit.*) le cubital naît des septième et huitième nerfs cervicaux et

---

1. FERRÉ. *Arch. de neurol.*, 1883, mars.
2. Mme KLUMPKE DÉJERINE. *Rev. de médecine*, 1885.

du premier dorsal, le brachial cutané interne, du huitième cervical et du premier dorsal et l'accessoire, du premier dorsal seul. Toutes ces paralysies sont suivies rapidement d'une atrophie musculaire plus ou moins complète et de perte de contractilité faradique. Enfin on pourrait voir des phénomènes oculo-pupillaires, myosis ou mydriase, et rétraction du globe oculaire avec diminution apparente de la fente palpébrale.

D'après les recherches de Claude Bernard, de François Frank, de Mme Klumpke Déjerine et de Queyrat, ces phénomènes oculo-pupillaires ne se produiraient en tant que symptômes extrinsèques que lorsque les racines antérieures des premiers nerfs dorsaux et leurs *rami communicantes* seraient intéressés. Bien entendu, si toutes les racines sont comprimées, ces différents phénomènes peuvent se surajouter. D'ailleurs cette description ne peut être considérée que comme schématique. Ces manifestations, dans la réalité, sont rarement aussi précises, et souvent il est fort difficile de les distinguer des autres symptômes intrinsèques.

Les *symptômes intrinsèques* relevant de la compression de la moelle cervicale même constituent un ensemble très particulier dont une remarquable description a été donnée par Charcot[1] et qu'avec lui on peut désigner sous le nom de *paraplégie cervi-*

1. Charcot. *Mal. du système nerveux*, t. II, p. 128.

cale de Gull. Si la compression est très accentuée, il en résulte une paralysie des quatre membres. Si la pression est moins forte, elle peut occasionner une paralysie motrice limitée, au moins pendant quelque temps, aux deux membres supérieurs (Charcot ajoute : ou même à l'un de ces membres, mais cette dernière circonstance dans la pachyméningite tuberculeuse est tout au moins exceptionnelle). Pour expliquer ce fait on admet que les fibres motrices destinées aux membres supérieurs, occupent, dans les cordons antérieurs de la moelle cervicale, un plan plus superficiel et souffrent plus tôt de la compression que celles destinées aux membres inférieurs. On voit cependant dans quelques cas la paraplégie débuter par les membres inférieurs.

Dans une observation présentée par Ketch à la section d'orthopédie de l'Académie de New-York (12 novembre 1893) le sujet présentait en même temps qu'une saillie cervicale inférieure un affaiblissement des membres supérieurs. Séguin consulté repoussa le diagnostic de mal de Pott en raison de l'absence de symptômes du côté des jambes. L'évolution de la maladie fit voir qu'il s'agissait bien d'un mal de Pott cervical.

Nous avons vu déjà quels caractères cette paralysie revêt; les muscles conservent fort longtemps leur volume et leurs propriétés électriques; la sensibilité des membres paralysés peut n'être pas notablement modifiée : enfin les réflexes persistent et peuvent même se montrer exagérés dans ces membres. Plus tard, quand se produisent les dégénérescences descendantes, la paralysie conserve ces caractères aux membres supérieurs, tandis qu'elle devient spasmodique et revient au type déjà décrit pour les membres inférieurs.

En même temps que ces phénomènes de paralysie on peut observer des *troubles oculo-pupillaires*, myosis ou mydriase, plus ou moins passagers, de la *toux* et de la *dyspnée* qui, combinées avec les douleurs pseudo-névralgiques, peuvent faire croire à une tuberculose pulmonaire commençante, des *troubles gastriques*, crises douloureuses et vomissements, du *hoquet* tenace, de la *rétention d'urine*, de la *constipation* opiniâtre, enfin quelquefois du *ralentissement du pouls* plus ou moins permanent, et des *crises épileptiformes*.

RENFLEMENT LOMBAIRE ET QUEUE DE CHEVAL. — La tuberculose des dernières vertèbres dorsales, des vertèbres lombaires et sacrées peut entraîner des phénomènes nerveux qui sont comparables sur bien des points aux symptômes observés dans la tuberculose cervico-dorsale supérieure. Les travaux de Mme Conta[1], de W. Thorburn[2] et de Valen-

1. Mme CONTA. *Du mal de Pott au-dessous de la moelle.* Th. Paris, 1887.
2. W. THORBURN. On injuries of the cauda equina. *Brain*, 1886-7, X, 381-407. — On injuries to the lumbo-sacral region

tini[1] ont jeté quelque lumière sur ce sujet resté jusqu'ici assez obscur.

Le renflement lombaire correspond à peu près aux dernières vertèbres dorsales et se termine en pointe au niveau de la première lombaire. Plus bas on ne trouve plus la moelle mais bien la queue de cheval.

La tuberculose des deux dernières vertèbres dorsales et de la première vertèbre lombaire peut entraîner des symptômes extrinsèques et intrinsèques assez disparates. La compression des racines rachidiennes donnera lieu à des pseudo-névralgies, avec ou sans troubles trophiques cutanés, dans le domaine des deux derniers nerfs intercostaux et des deux nerfs abdomino-génitaux qui naissent dans le plexus lombaire du premier nerf lombaire, jouent dans les parois abdominales un rôle analogue à celui des intercostaux dans les parois thoraciques, et aboutissent dans le scrotum chez l'homme et les grandes lèvres chez la femme. Les phénomènes paralytiques sont alors très peu marqués et atteignent les muscles des parois antérieures de l'abdomen.

Une compression plus profonde du renflement lombaire provoquerait des symptômes intrinsèques très importants, une paraplégie complète ou incom-

of the spinal cord and its nerve roots. *Manchester Med. Chron.*, 1889-90, X, p. 1. — A case of tumour of the cauda equina illustrating certain points in spinal localisation. *Ibid.*, p. 177.

1. VALENTINI. *Zeitschr. f. klin. Med.*, 1893, XXXI.

plète, portant sur les deux membres inférieurs et restant flasque à toutes ses périodes avec des troubles sensitifs peu marqués, et consistant en anesthésie des extrémités inférieures jusqu'à la hauteur du pubis, et quelquefois une zone d'hyperesthésie au-dessus. Mais les réflexes des membres inférieurs, conservés ou exagérés au début, ne tardent pas à être affaiblis, puis abolis : les muscles s'atrophient, la contractilité faradique diminue, la réaction de dégénérescence se prononce (Valentini). Il y a paralysie des sphincters, et incontinence de l'urine et des matières fécales. Lorsque la douzième vertèbre dorsale est malade, l'incontinence d'urine devient complète et définitive, et il faut craindre la cystite d'une part, et d'autre part le *decubitus acutus.*

Au-dessous de la première vertèbre lombaire, la moelle cesse d'exister, et la pachyméningite tuberculeuse n'occasionne plus que des symptômes radiculaires. Mais ces symptômes sont eux-mêmes de deux ordres pour un même niveau, selon qu'ils dépendent de l'altération des nerfs lombaires et sacrés à leur passage au niveau des trous de conjugaison et des trous sacrés, ou de la compression et de l'altération de la queue de cheval. Les symptômes dans le premier cas sont plus localisés. Ils consistent en pseudo-névralgies, hyperesthésies sur le trajet des nerfs fémoro-cutané et génito-crural (issus du deuxième nerf lombaire et fournissant à la peau de la fesse, des faces postérieure externe et antérieure de la cuisse, du scrotum et des grandes lèvres), du nerf obturateur et du nerf crural (issus des deuxième, troisième et quatrième nerfs lombaires), et en phénomènes de parésie ou de paralysie spasmodique des muscles adducteurs et droit interne innervés par le nerf obturateur, et plus rarement du couturier et du triceps innervés par le crural.

Au contraire, la compression de la queue de cheval au-dessous de la deuxième vertèbre lombaire amènera la paralysie de la vessie et du gros intestin, la paralysie avec atrophie et réaction de dégénérescence des muscles fessiers et pelvi-trochantériens innervés par des branches collatérales du plexus sacré, des muscles cruraux fléchisseurs de la jambe, et de tous les muscles de la jambe et du pied, tous innervés par le nerf sciatique. Il y a en même temps anesthésie du périnée, du scrotum ou des grandes lèvres (nerf honteux interne), des fesses, des parties internes de la cuisse postéro-latérale de la jambe et externe du pied. Si la compression est limitée et ne remonte pas plus haut, la moitié interne de la peau de la jambe et du pied innervés par le saphène interne, branche du nerf crural, conserve sa sensibilité. De même les muscles adducteurs de la cuisse, le droit interne, le couturier et le triceps sont intacts et permettent jusqu'à un certain point la marche. Aussi le decubitus acutus est-il moins à craindre.

Si la lésion remonte plus haut et dépasse le disque intervertébral sous-jacent à la première vertè-

bre lombaire, le plexus lombaire est intéressé en
même temps, et les derniers muscles sont paralysés
en même temps que les autres, tandis que l'anesthésie gagne tout le membre inférieur.

Les lésions du sacrum retentissent sur les différentes branches du plexus sacré.

Dans ces différentes paralysies lombo-sacrées, il y
a fréquemment des troubles trophiques cutanés
marqués, *glossy skin*, épaississement de l'épiderme,
éruptions vésiculeuses ou bulleuses, zona, eschares, hypertrophie des ongles et des poils, etc.
Mme Conta a remarqué que la température des
deux plantes était inégale, et plus abaissée sur le
membre le plus atrophié, contrairement à ce qu'on
voit dans la coxalgie où le pied correspondant à la
hanche malade donne toujours une température
plus élevée que celui du membre sain (Lannelongue).

CHAPITRE VII

DIAGNOSTIC, PRONOSTIC

On ne saurait trop insister sur la nécessité d'un diagnostic précoce, permettant de traiter le mal de Pott, avant les déformations, les abcès, les signes nerveux. A cette période initiale, le diagnostic sera fondé sur les signes suivants : 1° raideur d'un segment rachidien ; 2° particularités de l'attitude et de la démarche ; 3° douleurs vertébrales spontanées ou provoquées par la pression (voir page 150). Un peu plus tard on trouvera une saillie légère d'une ou deux apophyses épineuses (p. 164). Bien entendu, on se rappellera que certaines vertèbres, la 7ᵉ cervicale par exemple, ont une apophyse épineuse normalement proéminente, et qu'il n'est pas rare de trouver chez certains sujets sains une proéminence anormale de telle ou telle apophyse épineuse. Enfin le tableau à cette période de début peut quelquefois être complété par l'apparition hâtive de signes radiculaires et surtout de pseudo-névralgies.

Une *contusion du rachis* peut reproduire l'ensemble de ces symptômes : mais leur évolution est rapide et la guérison ne se fait guère attendre. Les douleurs peuvent être mises sur le compte de la croissance ou attribuées à un lumbago, un rhumatisme, une névralgie, etc. L'attention devra toujours être portée sur ce point.

Au cou, on peut croire à un *torticolis musculaire* rhumatismal, ou *a frigore*. Mais celui-ci est dû à la contracture de certains muscles, les autres demeurant normaux : seuls les mouvements commandés par ces muscles sont impossibles, et les mouvements passifs en d'autres sens sont possibles et non douloureux. Au contraire dans le torticolis symptomatique d'une affection osseuse, la tête est fixée dans sa position, et tous les mouvements passifs sont impossibles, tout au moins fort difficiles et douloureux. Enfin on pourra retrouver d'autres symptômes du mal de Pott, la sensibilité des vertèbres à la pression sur les apophyses épineuses ou transverses, l'empâtement des parties molles voisines, et la déformation que l'on peut aussi reconnaître par le toucher pharyngien.

Dans la région cervicale, l'affection qui peut être le plus facilement confondue avec le mal de Pott est, d'après Lannelongue, l'*arthrite rhumatismale* des petites articulations des vertèbres cervicales. Je crois la

polyarthrite aiguë en effet assez fréquente, mais son
début fébrile, les mouvements limités et douloureux
mais non impossibles, sa marche par poussées successives permettent de la reconnaître assez facilement, ou du moins de ne la confondre qu'avec un
rhumatisme musculaire, ce qui, au point de vue du
mal de Pott, n'a guère d'importance. On peut en
dire autant des arthrites qui peuvent se montrer à
la suite des pyrexies infectieuses, et notamment de
la scarlatine.

Le rhumatisme polyarticulaire chronique serait
d'un diagnostic beaucoup plus difficile. Je le crois
tout au moins très rare chez les enfants, et dans les
quelques circonstances où j'ai vu poser ce diagnostic, le mal n'a pas tardé à évoluer en véritable tuberculose vertébrale. M. Lannelongue attribue à cette
forme chronique les symptômes suivants : une
déformation et une attitude de la région cervicale
simulant celle du mal de Pott, une contracture des
muscles postérieurs et quelquefois du sterno-cléido-
mastoïdien, une douleur à la pression sur une zone
déterminée du rachis, des douleurs périphériques
spontanées dans les régions voisines, l'épaule et
quelquefois les membres supérieurs, enfin un léger
empâtement du côté des articulations atteintes, le
tout sans fièvre. Mais lorsque les articulations occipito-atlo-axoïdiennes sont indemnes, les mouvements de rotation de la tête sont libres, la déviation
du cou est plutôt latérale et scoliotique qu'angu-

laire et postérieure, l'immobilité est moins absolue que dans le mal de Pott, l'empâtement est moins complet, moins symétrique, l'atrophie musculaire est plus prononcée, et généralement elle est unilatérale, enfin l'état reste longtemps stationnaire.

Dans la région dorsale, à cette période initiale, on peut être embarrassé par une simple *hyperesthésie de la région rachidienne*, rachialgie hystérique, neurasthénique ou neuro-mimétique. Cette sensibilité cutanée ou profonde, spontanée ou s'exagérant à la pression, se rencontre chez des sujets hystériques et présentant d'autres signes reconnaissables d'hystérie, ou chez des neurasthéniques avérés. Le diagnostic est alors assez facile. Mais on peut voir survenir ces douleurs à la suite de traumatismes violents, en même temps que des phénomènes irréguliers de paralysie et d'anesthésie. C'est à cet ensemble symptomatique, assez fréquent après les accidents de chemin de fer, que Russel Raynolds et Gairdner avaient donné le nom de « railway-spine ». Charcot[1] a rangé les cas de ce genre parmi les paralysies psychiques d'origine traumatique, et les a rattachés à l'hystérie fruste ou latente. Elles se distinguent par la distribution irrégulière de la paralysie et de l'anesthésie, et l'absence absolue de dégénérescences musculaires et de troubles trophiques.

----

[1] CHARCOT. *Progrès médical*, 1885.

En dehors de l'hystérie, on voit souvent chez des fillettes de dix à quatorze ans des douleurs dorsales, siégeant entre les deux épaules, et que, faute de mieux connaître leur origine, on désigne sous le nom de *douleurs de croissance*. Leur caractère principal pour Lorenz est d'être apaisées et non exagérées par quelques mouvements, actifs ou passifs.

L'*arthrite déformante* du rachis dorsal se rencontre, assez rarement, chez l'adulte. Elle se manifeste par de la raideur, une courbure peu prononcée du rachis, mais sans saillie brusque d'une apophyse. Il y a quelquefois de l'ankylose des côtes, de la gêne dans l'expansion thoracique; on peut également constater des phénomènes de névrite, ou plutôt de pseudo-névralgie intercostale.

A la région lombaire, il est facile d'éliminer le *lumbago* simple ou rhumatismal. La *périnéphrite* et la *pérityphlite* s'accompagnent parfois de raideur rachidienne, et peuvent entraîner une psoïtis avec rétraction de la cuisse. Le diagnostic peut être ainsi assez difficile; on l'appuiera sur les signes propres à ces affections, et l'absence de signes concomitants de tuberculose vertébrale. Il suffit de signaler la *sacro-coxalgie*. La *coxalgie* peut causer une immobilisation de la colonne lombaire venant s'ajouter à la rétraction de la cuisse et à l'immobilisation de la hanche. Mais les lombes sont ordinairement en lordose, et la contraction musculaire porte surtout sur les adducteurs dans la coxalgie. Dans le mal de

Pott, à moins de rétraction du psoas enflammé, si le membre inférieur est immobilisé, il l'est également dans tous les sens (voir p. 100-101).

A la période d'état, quand les signes cardinaux, gibbosité, abcès et symptômes nerveux sont réunis, le diagnostic est assez facile. La prédominance ou l'absence de certains des signes ordinaires du mal de Pott peut le rendre très délicat.

L'existence de la gibbosité, même en l'absence d'autres signes, ne laisse ordinairement place à aucun doute, surtout lorsqu'elle a ses caractères ordinaires bien tranchés, qu'elle est angulaire, postérieure et médiane. Même lorsqu'elle est plus ou moins arrondie, si elle a ses autres caractères, l'hésitation n'est pas possible. On pourrait tout au plus confondre la tuberculose avec une *tumeur maligne*, sarcome ou cancer des corps vertébraux. Celle-ci est rarement primitive.

Le carcinome est exceptionnel chez les enfants et le sarcome primitif bien rare. La cyphose, que Judson dit n'avoir presque jamais vue, est plus arrondie et moins angulaire que dans le mal de Pott.

La *cyphose rachitique* est généralement étendue à un long segment ou à la totalité du rachis : son point culminant correspond à la partie moyenne de la colonne; elle disparaît ou diminue par le décubitus horizontal. Elle coïncide presque toujours avec d'autres déformations rachitiques, chapelets costaux, nouures des épiphyses, courbures des diaphyses des os longs, etc.

Kœnig a signalé la production possible d'une gibbosité à angle aigu, consécutive à la *syphilis* des vertèbres. Il peut se produire en même temps de la paralysie. Les commémoratifs, l'âge des sujets, la coexistence d'autres signes de syphilis, exostoses, éruptions cutanées, etc., le traitement, permettront de faire ce diagnostic, parfois très difficile.

Lorsque la gibbosité est latérale, elle peut être confondue avec la *scoliose;* mais. dans la scoliose le point culminant de la gibbosité est formé par les angles postérieures des côtes d'un côté; en avant, les angles costaux antérieurs du côté opposé sont proéminents; une des omoplates est placée sur un plan plus élevé et fait une saillie plus marquée; les courbures de compensation sont plus accentuées, l'angle de la taille est plus profond, et la crête iliaque, plus saillante d'un côté. Il n'y a jamais ni abcès ni paralysies, ni troubles trophiques cutanés. Le diagnostic est surtout difficile lorsque la tuberculose est tout à fait au début, ou qu'elle est arrivée à la période de guérison, et qu'il s'agit de reconnaître un mal de Pott rétrospectif (Lannelongue, Marlier).

Le diagnostic des *abcès ossifluents* offre deux difficultés : tantôt on reconnaît facilement l'existence d'une collection purulente, et il faut discerner sa nature tuberculeuse et son origine vertébrale. Certains abcès situés en des points peu habituels, ou

éloignés du rachis, ont une origine difficile à pré-
ciser, ceux qui s'ouvrent dans le creux axillaire ou
à la marge de l'anus, par exemple. La connaissance
exacte des trajets, même exceptionnels, de ces abcès,
leur évolution, les caractères de la collection liquide
mettront sur la voie du diagnostic et engageront à
rechercher avec soin les autres symptômes du mal
vertébral. Un abcès chaud peut se montrer en un
point où l'on voit d'habitude les abcès ossifluents
faire saillie. Sa marche rapide, son évolution permettront de le distinguer. Il en est de même des
abcès liés à l'*ostéomyélite vertébrale*. Le début très
aigu, avec fièvre intense et douleurs vertébrales très
vives, ne ressemble guère au mal de Pott. Tantôt,
au contraire, il faudra diagnostiquer un abcès situé
profondément, parfois même sans connaître l'existence d'un mal de Pott. Au thorax on pourra croire
à une *médiastinite*, ou à un *épanchement pleural;* à
l'abdomen à une *tumeur profonde*, au déplacement
d'un organe tel que le rein, etc. Dans ces divers cas
il faudra penser à la possibilité d'un abcès ossifluent
et examiner avec soin les signes concomitants.

Il n'est pas très rare, surtout chez l'adulte, de voir
le mal de Pott se manifester presque exclusivement
par des *signes médullaires ou nerveux*. Le diagnostic
est parfois très difficile en pareille circonstance.
Pour l'établir, il faut tout d'abord distinguer deux
cas différents suivant que les signes qualifiés d'*extrinsèques* et surtout les pseudo-névralgies existent

seuls ou tout au moins prédominent, ou suivant que les symptômes principaux sont *intrinsèques* et dépendent de la compression de la moelle, et plus tard des dégénérescences ascendantes ou descendantes.

Lorsque les signes *extrinsèques* existent seuls, ce qui est assez fréquent au début et dure parfois assez longtemps, les pseudo-névralgies peuvent être confondues avec les névralgies ordinaires, rhumatismales, traumatiques ou *a frigore*. On peut ainsi confondre un mal de Pott cervico-dorsal supérieur avec diverses névralgies des plexus cervical ou brachial, un mal de Pott dorsal ou lombaire avec les névralgies du plexus lombaire et du plexus sacré, et notamment avec une névralgie sciatique. Certains caractères permettent de reconnaître les pseudo-névralgies ; d'une part, elles sont *bilatérales* et *symétriques*, ce qui est rare dans les névralgies ; d'autre part, on ne trouve pas à la pression les points douloureux caractéristiques de chaque névralgie, par exemple les points *apophysaire* de Trousseau et *perforant antérieur* dans la névralgie intercostale, ou les points *rétro-trochantérien, poplité, péronier, malléolaire externe* et *plantaire* dans la sciatique. Enfin, l'hyperesthésie, l'anesthésie douloureuse, les atrophies musculaires, les troubles trophiques cutanés sont plus constants et surtout plus précoces dans les pseudo-névralgies que dans les névralgies vraies.

Quand on a reconnu la pseudo-névralgie il faut

remonter à sa cause. Celle-ci peut être, soit une tumeur intra-rachidienne, soit une lésion des vertèbres. Plus rarement on a vu une tumeur ayant son siège en dehors du rachis, un *anévrysme de l'aorte* ou une *tumeur hydatique* par exemple amener des phénomènes analogues en produisant l'irritation des cordons nerveux après leur sortie du rachis (Charcot).

Comme *tumeurs intra-rachidiennes* Charcot cite quelques exemples de sarcome du tissu périméningé, de psammome, de kyste hydatique intra-rachidien, etc. Dans ces divers cas, la douleur occupe une région très limitée, un point, une ligne, plutôt qu'une surface ; elle est rarement bilatérale.

Les lésions vertébrales autres que la tuberculose et pouvant entraîner des pseudo-névralgies sont la *syphilis* et le *cancer*. La pseudo-névralgie par compression est rare dans la syphilis. Ridlon [1] l'a signalée dans sa description du mal de Pott syphilitique. Il dit la douleur plus aiguë que dans la tuberculose et la marche plus rapide. De nouvelles recherches sur ce point seraient nécessaires.

Les pseudo-névralgies liées au *cancer des vertèbres* ont été étudiées par Charcot [2], Tripier [3], Lépine [4], et

---

1. RIDLON. *Am. Orthop. Assoc.* Congrès de Washington, sept. 1891. *N.-Y. med. Jour.*, 1891, II, p. 438, 17 octobre. ·
2. CHARCOT. *Soc. méd. hôp.*, mars 1865.
3. TRIPIER. Th. Paris, 1867.
4. LÉPINE. *B. Soc. anat.*, 1867.

plus près de nous par Judson[1]. Les douleurs ne sont pas constantes dans tous les cas : il y a des cancers vertébraux latents, d'autres qui aboutissent à la compression de la moelle et à la paralysie, sans phénomènes douloureux préexistants. C'est surtout lorsqu'il occasionne le ramollissement et l'affaissement des vertèbres que le cancer cause des douleurs dont le caractère est presque spécifique. Tantôt les vertèbres étant affaissées, surtout d'un côté, les douleurs sont unilatérales. Tantôt elles sont bilatérales et occupent les plexus cervical et brachial si la tumeur est cervicale, les nerfs inter-costaux si la tumeur est dorsale; si la tumeur est lombaire, et c'est le cas le plus fréquent, on trouve des douleurs vives, les unes étreignant la partie inférieure de l'abdomen à la façon d'une ceinture, les autres occupant le trajet des nerfs sciatiques ou cruraux. Ces douleurs sont permanentes avec des crises d'exacerbation au moindre mouvement. Elles entraînent ainsi une véritable impotence indépendante de tout amoindrissement de la force musculaire. A ces douleurs atroces se joignent de l'hyperesthésie extrême et quelquefois de l'anesthésie (anesthésie douloureuse) des téguments innervés par les nerfs douloureux, de l'atrophie des muscles parfois avec contracture et des troubles trophiques cutanés, surtout du zona. Enfin, on peut voir sur-

1. JUDSON. *Am. Orthop. Assoc.*, sept. 1891. *N.-Y. med. Jour.*, 1891, II, p. 438, 17 octobre.

venir de la déformation du rachis et des phénomènes de compression médullaire. Judson (*loc. cit.*) établit ainsi les principaux points du diagnostic : la déformation manque le plus souvent dans le cancer : la douleur locale est beaucoup plus prononcée que dans la tuberculose, le fonctionnement du rachis est beaucoup plus difficile.

L'*ostéomalacie* peut aussi, d'après Charcot, présenter des douleurs analogues. Ses symptômes spéciaux ne permettront guère de la confondre avec le mal de Pott.

L'*ataxie locomotrice* pourrait également, par ses douleurs en ceinture, ses douleurs fulgurantes en imposer. L'erreur est facile à éviter. Nous reviendrons plus loin sur ce diagnostic.

Lorsque les symptômes extrinsèques sont nuls ou peu marqués et que le diagnostic porte surtout sur les *signes intrinsèques* de compression médullaire, il faut encore distinguer deux cas : 1° la compression est simple et se manifeste surtout par une paralysie flaccide ; 2° la compression entraîne des phénomènes irritatifs, des dégénérescences secondaires et s'accompagne comme signe principal de paralysie spasmodique. Dans les deux cas on peut avoir à passer en revue diverses affections médullaires présentant la paralysie parmi leurs signes.

A la *période flaccide* la paralysie du mal de Pott peut être confondue avec la *paraplégie hystérique*, les diverses *paralysies réflexes* et la paraplégie que l'on rencontre parfois dans l'*ataxie locomotrice*.

La *paraplégie hystérique* s'accompagne souvent de rachialgie, douleurs spontanées du rachis ou s'exaspérant à la pression (pseudo-mal de Pott hystérique). Son développement brusque, les troubles sensitifs étendus et marqués, mais présentant une distribution irrégulière, les réflexes normaux, l'absence de troubles du côté de la vessie et du rectum, la coïncidence d'autres phénomènes hystériques permettront de la mettre de côté.

Parmi les *paralysies réflexes* nous devons signaler chez l'enfant celles qui sont liées à la présence des vers intestinaux, mais surtout celles qui paraissent en connexion avec le phimosis congénital et qui ont été décrites d'abord par Sayre. J'ai montré que ces paralysies, toujours incomplètes, étaient fréquentes, qu'elles portaient surtout sur la coordination des mouvements propres à la station debout et à la marche; elles ressemblent en cela au syndrome décrit par P. Blocq sous le nom d'*astasie-abasie*. Elles ne s'accompagnent ni d'atrophie musculaire, ni de modifications des réflexes, ni de troubles de la sensibilité ou des sphincters[1].

Chez l'adulte les paraplégies « urinaires », et surtout chez la femme celles qui sont dues aux déplacements de l'utérus et aux affections des ovaires,

1. M. DENUCÉ. Des troubles de la marche consécutifs au phimosis cong. *Soc. de méd. et de Chir. de Bordeaux*, févr. 1894, et *Journ. de méd. de Bordeaux*, avril, mai 1894.

ont des caractères distinctifs à peu près semblables. Sayre[1] a insisté sur la difficulté du diagnostic entre le mal de Pott et certaines affections utérines ; le traitement de ces dernières en amenant la guérison de tous les symptômes peut seule éclairer le diagnostic dans certains cas.

Le *rachitisme vertébral* se traduit parfois par des douleurs rachidiennes et de la faiblesse des membres inférieurs. Nous avons déjà signalé les caractères spéciaux de la cyphose qui accompagne souvent ces cas, et la coexistence d'autres tares rachitiques.

L'*ataxie locomotrice* n'existe que chez les adultes ; elle peut donner lieu à une paraplégie, avec douleurs en ceinture, douleurs fulgurantes, crises gastriques, troubles vésicaux, etc. Mais il suffira de rechercher les signes propres au tabes, l'absence de réflexes patellaires ou signe de Westphal, le signe d'Argyll-Robertson (perte du réflexe pupillaire à la lumière avec conservation du réflexe d'accommodation), l'atrophie de la papille et les paralysies des muscles oculaires, etc., et de constater l'absence de tout autre signe du mal de Pott.

Il est une circonstance signalée d'abord par Pitres et Vaillard[2] et étudiée plus tard par Kœnig[3] et

1. SAYRE. *N.-Y. med. Journ.*, 1891, 4 avril.

2. PITRES et VAILLARD. *Revue de méd.*, 1886, p. 574.

3. KŒNIG. *Berl. klin. Woch.*, 1886, 11 oct., p. 702, et *Zeitschr f. klin. Med.*, 1888, XIV, p. 51.

par Hallion[1], et qui peut rendre le diagnostic très
difficile, c'est l'adjonction aux signes habituels du
tabes d'une lésion vertébrale, arthropathie ou frac-
ture. Cette complication peut survenir avant que le
tabes se soit affirmé par des signes bien caractéristiques. Le début est brusque, et, comme l'a montré
Pitres, le malade s'aperçoit qu'il est devenu bossu,
soit sans motif appréciable, soit à la suite d'un
léger traumatisme. C'est surtout au niveau du corps
de la cinquième lombaire que se produisent les lésions. L'apophyse épineuse proémine en arrière, il
y a en même temps spondylolisthésis et courbures
de compensation dans le reste du rachis, surtout
dans les régions lombaire et dorsale inférieure. Autour du siège de la lésion, le rachis est très douloureux, et la confusion avec le mal de Pott semble
inévitable si on ne recherche pas les signes tabé-
tiques concomitants.

La *paralysie infantile*, comme la *paralysie spinale*
des adultes, ne peut guère être confondue avec la paraplégie du mal de Pott. Elle n'atteint que les fonctions motrices et la nutrition des muscles : son
début est fébrile et sa marche, aiguë. Il en est de
même des myopathies à lésions diffuses comme la
myélite aiguë centrale ou l'*hématomyélie*. Les commémoratifs permettront d'éliminer la *myélite transverse*
d'origine traumatique.

---

1. Hallion. Th. Paris, 1892, p. 26.

Parmi les *amyotrophies spinales à marche chronique*,
tout le groupe des atrophies musculaires progressives n'offre avec le mal de Pott aucun point de res-
semblance. Les amyotrophies deutéropathiques, où
la lésion siége hors de la substance grise et s'étend
secondairement aux cornes antérieures, peuvent au
contraire donner lieu à des difficultés de diagnostic.

C'est avec la *période spasmodique* de la paraplégie
du mal de Pott que l'on peut confondre ces diverses
affections et, en premier lieu, la *pachyméningite cervicale hypertrophique;* décrite par Charcot[1] et Joffroy[2],
elle est caractérisée au point de vue anatomique par
un épaississement de la dure-mère au niveau du renflement cervico-brachial; il s'établit une compression
sur la moelle et les racines nerveuses. Ce qui diffé-
rencie cette lésion de la pachyméningite tuberculeuse, c'est qu'elle est annulaire, et que la compression porte aussi bien sur les racines et cordons postérieurs que sur les antérieurs. Le tableau clinique
ressemble assez à celui de la tuberculose cervico-
dorsale supérieure ou du mal sous-occipital, surtout
à la première période où la pachyméningite hypertrophique se traduit par des douleurs continues
avec exacerbations, dans le cou, la nuque et les
membres supérieurs, des éruptions bulleuses et
de la raideur du cou. Le diagnostic ne pourra se
faire d'une façon absolue qu'à la deuxième période,

1. CHARCOT. *Soc. de biologie*, 1871, p. 35.
2. JOFFROY. Th. Paris, 1873.

quand les douleurs cessant, les muscles se paralysent et s'atrophient dans tout le membre, mais
surtout dans la zone d'innervation du cubital et
du médian. Nous avons vu que les filets d'origine
du radial émergent de la moelle plus haut que ceux
du cubital et du médian. Cette immunité des muscles
innervés par le radial amène une *griffe* où l'extension de la main prédomine; puis les membres supérieurs se contracturent et présentent des plaques
d'anesthésie *disséminées*. Les membres inférieurs se
paralysent et se contracturent *sans atrophie musculaire*. Il se produit des troubles de la vessie et du
rectum, et du décubitus acutus.

La *syringomyélie* peut s'accompagner d'une déviation rachidienne ordinairement latérale mais quelquefois cyphotique, surtout à la région cervicale
(Bruhl). A cette déviation peuvent s'ajouter de la
douleur locale, et l'immobilisation de la région par
contracture réflexe, des phénomènes parétiques et
des troubles trophiques cutanés. Le signe le plus
important est la dissociation syringomyélique de la
sensibilité constituée par l'analgésie et la thermo-
anesthésie avec conservation de la sensibilité tactile
et du sens musculaire.

La *sclérose en plaques* classique ne pourrait guère
être mise en cause, mais certaines scléroses combinées[1] peuvent se manifester par de la raideur spas-

1. Cfr. Marie. *Mal. de la moelle*, p. 410.

modique, de la paresthésie et des douleurs des membres inférieurs avec exagération des réflexes et troubles vésico-rectaux. Les douleurs sont peu intenses et courtes, et l'absence de signes vertébraux mettra sur la voie du diagnostic.

La *sclérose latérale amyotrophique*, le *tabes dorsal spasmodique* et sa forme congénitale la *maladie de Little*, malgré une légère déviation cyphotique d'ailleurs réductible à volonté, ne peuvent guère induire en erreur.

Une *hémiplégie cérébrale* peut amener ultérieurement une paraplégie spasmodique, que l'on distinguera grâce aux commémoratifs, à la présence des signes hémiplégiques coexistant avec la paraplégie et à la faiblesse mentale presque constante.

Pronostic. — Envisagé d'une façon générale, le *pronostic* du mal de Pott est grave. La mortalité est élevée. La guérison, quand elle survient, ne s'obtient en général qu'après une maladie très longue, un traitement très prolongé, et encore laisse-t-elle souvent après elle des difformités accentuées et des paralysies étendues. En outre, durant toute l'évolution du mal de Pott, le malade reste exposé à toutes les complications que nous avons énumérées.

On comprend donc que les circonstances puissent faire varier le pronostic. Tout d'abord, dans quelques cas, la guérison survient assez vite et spontanément, sans que la maladie ait dépassé sa période de début, sans qu'il se soit produit ni gibbosité, ni abcès, ni paralysies. C'est surtout chez les enfants jeunes et à la campagne que ce fait, en somme rare, peut s'observer. Mais ce qui est plus fréquent, c'est la guérison survenant dans les mêmes conditions, toujours chez des sujets jeunes, après un traitement approprié, lorsque la maladie a été diagnostiquée assez tôt. On voit alors disparaître les symptômes, la douleur à la pression, la rigidité d'un segment rachidien. Les enfants récupèrent la facilité des mouvements, ne ressentent plus le besoin de soutenir, d'appuyer leur tête et leur tronc.

Même lorsque chez un sujet jeune il s'est produit une gibbosité peu étendue, la guérison peut survenir de même. La rigidité rachidienne ne disparaît pas aussi complètement en raison de la gibbosité. La durée est plus longue, le pronostic doit être plus réservé vu la tendance ordinaire de la gibbosité à s'aggraver, mais la guérison est possible assez rapidement.

Le pronostic prend une gravité plus grande chez l'adulte, et Lorenz (*loc. cit.*, p. 635) a pu dire qu'une fois la maladie établie, après trente ans, la guérison est des plus rares.

Dans tous les cas, quand la gibbosité est étendue et saillante soit dès le début, soit progressivement, le pronostic est beaucoup plus grave. La maladie est plus longue ; la difformité est beaucoup plus accentuée, les complications et les récidives sont plus à redouter.

La tendance de la gibbosité à s'accroître progressivement est plus marquée aux régions dorsales moyenne et inférieure que dans le rachis cervical ou lombaire.

Le pronostic s'aggrave quand surviennent les phénomènes paraplégiques. Et cependant ces paraplégies, même confirmées et existant depuis longtemps, peuvent disparaître (Charcot, Schaw, Taylor) définitivement ou pour un temps. Les troubles de la sensibilité très marqués, les troubles vésico-rectaux diminuent beaucoup les chances de guérison, de même que le passage de la paralysie à l'état spasmodique.

L'ouverture des *abcès tuberculeux* constituait autrefois un danger de mort à peu près inévitable. Aussi les abcès aggravaient-ils fort le pronostic. Avec les méthodes antiseptiques les abcès peuvent être guéris et n'entravent pas la guérison. Néanmoins une fistule suppurant abondamment constitue la complication la plus grave. En effet la suppuration profuse et prolongée épuise le malade, l'orifice fistuleux est une porte ouverte à toutes les infections, enfin la dégénérescence amyloïde des divers viscères survient au bout d'un certain temps. Pourtant un traitement approprié peut encore venir à bout de ces abcès fistuleux.

Guérison. — Dans tous les cas la guérison complète demande un temps fort long, de trois à cinq ans (Lannelongue). Elle peut être incomplète, et chez tel malade qu'on croyait guéri, on voit survenir un retour offensif de la tuberculose restée à l'état latent. Enfin, même absolue au point de vue tuberculeux, la guérison peut laisser après elle une paralysie plus ou moins complète, avec des contractures plus ou moins prononcées et une gibbosité avec ses diverses conséquences. La gibbosité dorsale entraîne la déformation du thorax, et compromet ainsi la respiration et les fonctions du cœur. De là des palpitations, de l'essoufflement, une tendance fâcheuse aux affections bronchiques graves, etc.

Mort. — La mort survient tantôt par la généralisation de la tuberculose, tantôt par suite de l'une des complications. — A la suite de la gibbosité la déformation thoracique peut entraîner des troubles cardiaques ou pulmonaires. Lannelongue insiste sur le rétrécissement de l'aorte et Neidert [1], sur l'hypertrophie du cœur. Les abcès peuvent amener un empoisonnement hectique, la dégénérescence amyloïde des viscères; ils peuvent s'ouvrir dans le pharynx, l'œsophage, la plèvre, le péritoine, etc. Enfin les accidents médullaires peuvent conduire au marasme et à la mort.

1. NEIDERT. Diss. inaug. Munich, 1886.

CHAPITRE VIII

MAL SOUS-OCCIPITAL, SYMPTOMES, DIAGNOSTIC

Le mal sous-occipital se traduit au début par une gêne des mouvements de la tête, des douleurs locales ou irradiées, et une attitude particulière.

La gêne des mouvements reconnaît deux causes : la *raideur musculaire* et les *douleurs* locales.

La *raideur musculaire* est un phénomène souvent très précoce, qui atteint surtout les muscles profonds de la nuque et les muscles prérachidiens. Le malade d'abord a l'air « guindé » (Lannelongue). Bientôt ses mouvements de flexion, d'extension, de flexion latérale, sont plus ou moins complètement abolis. Cette raideur a une marche constamment progressive, et tôt ou tard fait place à l'immobilisation due aux lésions ostéo-articulaires.

Les *douleurs locales* sont spontanées ou provoquées. Les premières sont d'abord sourdes, obscures et siègent profondément, soit dans la fossette sous-occipitale, soit à la paroi postérieure du pharynx. Elles s'acroissent graduellement et sont souvent plus vives la nuit que le jour. Elles peuvent manquer et être remplacées par des douleurs irradiées, véritables pseudo-névralgies sur lesquelles nous reviendrons.

Les douleurs provoquées peuvent être dues à des pressions exercées méthodiquement dans un but d'exploration, ou à des mouvements. Si on explore avec soin la région sous-occipitale, on peut trouver un ou plusieurs points douloureux à la pression, au-dessous, en avant et en dedans des apophyses mastoïdes, plus souvent au milieu de la fossette sous-occipitale, sur l'apophyse épineuse de l'axis faisant une saillie anomale, ou, sur les côtés, sur les apophyses transverses des premières vertèbres cervicales.

Par la bouche l'index porté en haut va facilement dans le pharynx explorer le corps de l'axis; il en reconnaît les déformations, et peut par la pression déterminer de la douleur.

Dans cette recherche on trouve souvent de l'*œdème*, de l'*empâtement* profond soit dans la fossette sous-occipitale, soit à la paroi postérieure du pharynx.

Les mouvements communiqués deviennent peu à peu très douloureux. D'après Pearce Gould[1], l'étude

1. PEARCE GOULD. *Elements of surg. diagn.* London, 1888, p. 439.

des mouvements douloureux permettrait de localiser assez exactement les lésions. « Que le chirurgien essaye d'imprimer à la tête des mouvements de flexion et d'extension alternatifs, s'ils ne sont ni difficiles ni douloureux, les articulations occipito-atloïdiennes sont indemnes ; dans le cas contraire, si la moindre tentative de ces mouvements amène une douleur vive et une contraction spasmodique des muscles, on peut affirmer que les lésions siègent dans ces articulations. Si la rotation de la tête est gênée et douloureuse, l'articulation atlo-axoïdienne est intéressée. »

L'*attitude* qui résulte de ces diverses causes est assez particulière. Rust l'a bien dépeinte dans son *Arthrocacologie*. Tandis que les mouvements de flexion latérale, qui peuvent s'exécuter dans toute la hauteur de la colonne cervicale, sont possibles, les mouvements de flexion et d'extension de la tête et surtout les mouvements de rotation sont abolis. En général la tête est immobilisée dans la flexion, et cette règle souffre si peu d'exceptions qu'Albert [1], chez un enfant qui offrait tous les signes d'une laryngite diphtérique, mais qui, au lieu de tenir la tête étendue en arrière comme dans le croup, la tenait penchée en avant sans la mouvoir le moins du monde, diagnostiqua un mal sous-occipital et un abcès rétro-pharyngien. Il l'ouvrit au lieu de faire la trachéo-

---

1. ALBERT. *Diag. des malad. chirurg.*, trad. Thiriar et Laurent, 1890, p. 18.

tomie, et la dyspnée disparut immédiatement.

D'autre part, en raison de l'impossibilité de la rotation, si le malade veut regarder de côté, il laisse la tête immobile, dévie ses yeux, et, si l'amplitude de leur excursion est insuffisante, tourne son corps tout d'une pièce. Un peu plus tard, les mouvements deviennent si douloureux que le malade marche avec précaution, les genoux et les hanches un peu fléchis pour éviter toute secousse. Ou bien il s'accroupit et, appuyant ses bras sur ses genoux, immobilise sa tête entre ses mains (fig. 6).

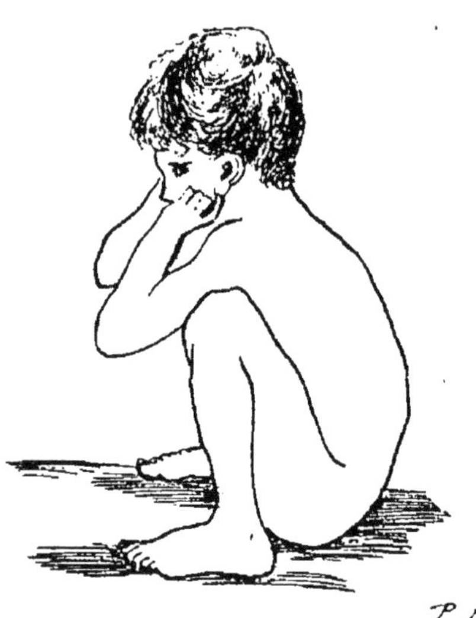

Fig. 6.

Plus tard on trouve les *abcès*, les *luxations pathologiques* remplaçant ici la gibbosité, et enfin les *signes nerveux*.

Les *abcès ossifluents*, assez rares, se dirigent en avant, soulèvent la paroi rétro-pharyngienne et forment une tumeur plus ou moins saillante, fluctuante, appréciable par le toucher buccal. Cette tumeur peut devenir plus volumineuse et repousser en avant la langue et le maxillaire inférieur qui déborde le maxillaire supérieur (P. Denucé). Ces abcès rétro-pharyngiens causent des troubles notables de la respiration (dyspnée), de la déglutition (dysphagie), de la phonation (voix rauque ou sourde). Ils peuvent s'ouvrir dans le pharynx, et causer par la pénétration du pus dans le larynx un accès de suffocation. Le trajet fistuleux qui résulte de cette ouverture peut s'infecter, d'où des accidents inflammatoires aigus autour du siège de l'abcès tuberculeux. D'autres fois, le pus fuse en bas, dans le tissu cellulaire rétro-œsophagien, et peut envahir jusqu'au médiastin postérieur. Plus rarement, il s'étend sur les côtés, s'accompagne d'empâtement profond et de rougeur sur les parties latérales du cou, descend et vient faire saillie dans le creux sus-claviculaire, en arrière sous le bord du trapèze, ou plus bas dans le creux axillaire. On peut le confondre quelque temps avec une adénopathie primitive.

L'abcès dans le mal sous-occipital est assez fréquemment postérieur. L'empâtement de la fossette sous-occipitale augmente, et l'abcès vient faire saillie, directement en arrière, à ce niveau.

Luxations pathologiques. — Nous avons étudié ces déplacements au point de vue anatomique et montré leur fréquence et leur variété. Avant qu'elles se produisent, on reconnaît l'usure des os et des cartilages à ces sensations de crépitation qui se produisent dans les mouvements naturels ou communiqués de la tête. Quand le déplacement a eu lieu, il se manifeste : 1° par la présence de saillies osseuses anomales, appréciables au toucher, surtout en arrière au-dessous de la bosse occipitale et dans la fossette sous-occipitale, et en avant par le toucher buccal sur la paroi profonde du pharynx ; 2° par la position vicieuse que prend la tête, qui est le plus souvent en flexion forcée, le menton venant toucher le sternum, quelquefois renversée en arrière, l'une et l'autre position pouvant se combiner avec un certain degré d'inclinaison et de rotation de la tête à droite ou à gauche. Bien entendu ces déviations diffèrent de celles que nous avons attribuées au spasme musculaire. Elles peuvent même se faire en sens inverse de celles-ci. L'attitude de la tête indique en général le sens dans lequel l'atlas est déplacé par rapport à l'axis. Une flexion forcée est en rapport avec une luxation de l'atlas en avant. Si l'inclinaison est oblique à gauche, la luxation est plus marquée à gauche. Ce qui caractérise ces attitudes, c'est d'être absolument irréductibles ; contrairement à ce qui se passe dans les déviations d'origine musculaire, tout mouvement passif est impossible. Par suite de ces positions vicieuses, la tête paraît abaissée entre les épaules, et la peau du cou présente, surtout dans le sens de l'inclinaison, des plis saillants et épais.

Un mouvement brusque peut, en complétant une luxation, exagérer brusquement la compression bulbaire et amener la mort subite. Les examens devront donc être pratiqués avec la plus grande modération. Le malade lui-même semble redouter cette éventualité et immobilise sa tête de son mieux. Debout, tantôt il la laisse inclinée d'un côté, l'appuyant sur l'épaule correspondante ; ou bien il la soutient entre ses mains, et même cherche, en s'accroupissant, à donner alors à ses coudes un solide point d'appui sur ses genoux relevés. Il redoute de se coucher, craignant sur les coussins trop mous de ne pouvoir obtenir une immobilisation suffisante.

Symptômes nerveux. — La compression agit non seulement sur la moelle, mais aussi sur le bulbe. Le déplacement d'une saillie osseuse, généralement l'apophyse odontoïde, joue ici un rôle important. Si le déplacement est brusque, la compression violente et soudaine du bulbe peut entraîner la mort. Une compression graduelle amène des accidents nerveux graves, mais est compatible avec la vie. :

Les symptômes se divisent en *extrinsèques* et *intrinsèques*. Les symptômes *extrinsèques* sont dus à l'altération ou à la compression des premières paires cervicales. Précoces et assez fréquents, ils consistent pour les branches postérieures en pseudo-névralgies irradiées vers la nuque, la tempe et l'occiput. Les branches antérieures concourent à former le plexus cervical : aussi les pseudo-névralgies peuvent-elles affecter les branches mastoïdienne, auriculaire et cervicale transverse, issues de l'arcade unissant les 2e et 3e nerfs cervicaux, et innervant la peau depuis l'apophyse mastoïde, l'oreille et le menton, jusqu'au sternum et aux clavicules. Par suite de l'anastomose

des différentes racines du plexus cervical, les douleurs peuvent, par les branches sus-acromiales et
sus-claviculaires, s'étendre jusque sur la partie supérieure du thorax et les épaules.

De l'hyperesthésie diffuse, plus tard de l'anesthésie diffuse, des troubles vaso-moteurs variés,
plus rarement des éruptions cutanées peuvent se
joindre aux pseudo-névralgies.

Les symptômes musculaires extrinsèques peu
appréciables se confondent avec ceux dus à la rigidité réflexe.

Symptômes intrinsèques. —Les symptômes dus à la
compression bulbaire prédominent ici sur les symptômes médullaires qui relèvent plutôt du mal cervical. La compression par pachyméningite est superficielle et diffuse. Celle due à une saillie osseuse
est plus limitée et plus profonde. Les deux formes
peuvent se surajouter et donner lieu à des tableaux
seméiologiques très variés, le bulbe étant intéressé,
soit comme organe de transmission des excitations
motrices ou sensitives, soit comme centre autonome
d'innervation.

Une compression portant sur toute l'étendue et la
profondeur des pyramides donnera une *paraplégie
totale* des quatre membres à début brusque ou progressif, ou envahissant d'abord un ou les deux membres supérieurs. L'ordre inverse est exceptionnel.
Quand la paralysie débute par un membre supérieur (monoplégie brachiale), elle peut gagner le

membre inférieur du même côté (hémiplégie). L'hémiplégie se transforme assez vite en paraplégie.

Ces paralysies motrices sont presque toujours flaccides. Rarement on voit des contractures. Parfois la paraplégie flasque s'accompagne de constriction des mâchoires.

Les troubles de la sensibilité sont variables et souvent peu prononcés. Ils peuvent consister, soit en hyperesthésie, fourmillement, brûlures, douleurs fulgurantes, soit en anesthésie portant d'une façon plus ou moins complète sur les différentes sensibilités. Dans le cas de paraplégie totale, on trouve de l'anesthésie incomplète et occupant un territoire souvent moins étendu que celui de la paralysie motrice. Dans le cas de monoplégie ou d'hémiplégie, il peut en être de même. Parfois le côté paralysé est anesthésié, tandis que le côté opposé est hyperesthésié. Parfois enfin, l'anesthésie est *croisée* et porte sur le côté opposé à la paralysie motrice, qui peut lui-même être ou non hyperesthésié. Ces différences paraissent en rapport avec le siège de la compression, au niveau ou au-dessous de l'entrecroisement des pyramides.

Les réflexes moteurs sont généralement augmentés sur les membres paralysés. A une période avancée de la maladie, quand la paralysie est totale, il y a une rétention d'urine plus ou moins complète, avec miction par regorgement et constipation opiniâtre.

La théorie de Budge relatée plus haut rend compte de ce fait.

Une compression plus profonde peut mettre en jeu les fonctions du bulbe considéré comme *centre autonome d'innervation*, et agir sur les noyaux d'origine des nerfs bulbaires. Ces nerfs sont de trois ordres : *sensitifs*, l'acoustique et la partie sensitive du trijumeau, *moteurs*, moteur oculaire externe, facial, grand hypoglosse et spinal, enfin *mixtes*, glosso-pharyngien et pneumogastrique. Le bulbe préside ainsi aux *mouvements de la face et du globe oculaire*, à la *phonation*, à la *mastication*, à la *déglutition*, à la *respiration*, à la *circulation*. Il peut y avoir d'abord des phénomènes d'excitation des nerfs comprimés à leur origine, spasmes de la face, strabisme divergent, bourdonnements d'oreilles, etc. Plus tard, viennent des signes de paralysie, parésie des muscles de la face, strabisme convergent, parésie des muscles masticateurs, du voile du palais, de la langue, du pharynx ; de là des troubles de la mastication, de la phonation et de la déglutition (sans abcès rétro-pharyngien). En même temps peuvent exister des troubles cérébraux, vertiges, céphalée, ou même crises épileptiformes.

Plus tard, le pneumogastrique étant intéressé, on pourra constater de la dyspnée, sans lésion pulmonaire, ni paralysie du diaphragme et du ralentissement du pouls. D'ailleurs, ces symptômes bulbaires proprement dits sont rares.

La *compression brusque* détermine la mort subite ou précédée de quelques-uns des symptômes que nous venons d'énumérer.

Le *diagnostic* est parfois fort difficile. En l'absence de symptômes nerveux, et lorsque les signes ostéo-articulaires existent seuls, il faut discerner le mal sous-occipital des divers *torticolis musculaires.* Le *torticolis* peut être *congénital;* la face est alors asymétrique, les yeux sont obliques, etc. Le *torticolis acquis* peut être dû à une adénite sous-sterno-mastoïdienne, ou être d'*origine rhumatismale.* Dans ce dernier cas, le début a été plus ou moins brusque et souvent dû à un. refroidissement. La chaleur diminue la douleur qui ne présente pas d'exacerbation nocturne. Certains mouvements, très douloureux, quand ils sont actifs, peuvent être imprimés passivement sans douleur. Enfin, il n'y a aucun signe d'abcès ou de déplacement osseux, ni de pseudo-névralgie.

Les *arthrites occipito-atlo-axoïdiennes aiguës*, rhumatismales ou consécutives à une pyrexie infectieuse se distinguent par leur début aigu, fébrile, et l'absence de tout signe particulier au mal sous-occipital.

L'*arthrite déformante sous-occipitale* est assez fréquente d'après Lannelongue. Les mouvements, qui s'accompagnent de craquements rudes, sont limités, mais non abolis ni douloureux. La nuque est gonflée mais non empâtée. L'état général est bon et la marche très lente.

Lorsque les phénomènes nerveux prédominent, on peut penser à une *méningite syphilitique de la base*. Les phénomènes bulbaires s'accompagnent de céphalée atroce, surtout la nuit, et de troubles des sens et de la mémoire. L'efficacité du traitement spécifique lèverait tous les doutes.

Nous avons déjà parlé de la *pachyméningite cervicale hypertrophique*. La *paralysie labio-glosso-laryngée*, la *paralysie bulbaire progressive*, etc., ne peuvent guère donner lieu à une confusion.

Le *pronostic* du mal sous-occipital est grave. Un traitement précoce peut, il est vrai, amener la guérison, mais le plus souvent la marche de l'affection est continue et aboutit à la mort. La durée moyenne, d'après Lannelongue, ne dépasserait pas cinq à sept mois. Dès que les lésions ostéo-articulaires sont un peu avancées on ne peut guère compter sur la réparation. La mort survient, soit par ouverture de l'abcès dans les voies respiratoires, par asphyxie, ou dans les voies digestives, infection rapide, soit par compression brusque du bulbe, soit par extension des altérations aux centres nerveux.

CHAPITRE IX

TRAITEMENT

TRAITEMENT GÉNÉRAL, ORTHOPÉDIQUE, CHIRURGICAL

Le traitement du mal de Pott comprend de nombreux moyens qui peuvent être rangés en trois catégories :

1°· Le traitement *général* ou médical ;

2° Le traitement *mécanique* ou orthopédique ;

3° Le traitement *opératoire* ou chirurgical.

1° *Traitement général.* — Le traitement général doit répondre à trois indications principales :

1° Par une *hygiène* bien entendue, maintenir en bon état l'organisme du malade ;

2° Par une *médication tonique et reconstituante,* relever ses forces et lui fournir la résistance nécessaire pour venir à bout de la maladie ;

3° Par une *médication anti-bacillaire,* attaquer, s'il est possible, la cause première de l'affection.

L'hygiène du malade comprend une alimentation
suffisante et suffisamment azotée, la vie au grand
air, autant que possible dans un climat favorable.
Le séjour au bord de la mer, surtout au début et
dans les formes lentes, est d'une utilité incontes-
table. On sait quels résultats merveilleux ont donnés
les hôpitaux maritimes comme celui de Berck-sur-
Mer. Il faut encore signaler certaines stations ther-
males, surtout les eaux chlorurées sodiques fortes
comme Salins, Salies, Dax, et enfin Biarritz où le
traitement thermal peut être suivi au bord de la
mer. Le traitement maritime ou thermal est utile à
toutes les périodes, mais surtout au début. Il est
contre-indiqué dans les formes éréthiques, celles où
une marche rapide fait craindre la généralisation, la
granulie. Dans ces conditions, Arcachon me paraît la
seule plage recommandable. S'il existe un abcès ossifluent en voie d'augmentation ou de suppuration
profuse, les eaux sulfureuses de Luchon ou de Ba-
règes semblent mieux indiquées.

Parmi les *médicaments toniques et reconstituants* il
faut citer surtout l'huile de foie de morue à fortes
doses, puis le quinquina, le fer, l'arsenic. Le phos-
phore (huile de foie de morue phosphorée, un demi
à un milligramme par cuillerée, trois ou quatre
cuillerées par jour) m'a donné de bons résultats,
mais c'est un médicament dangereux. La noix
vomique ou la strychnine sont de bons toniques
qui relèvent l'appétit; on doit les éviter s'il existe

une paralysié tendant à devenir spasmodique.

La *médication antibacillaire* est encore peu connue. Verneuil conseille l'emploi longuement continué de l'iodoforme à l'intérieur, surtout pendant la convalescence et pour éviter les rechutes.

TRAITEMENT ORTHOPÉDIQUE. — Le traitement mécanique cherche à remplir diverses indications qui se peuvent résumer en une seule : assurer le repos de la partie malade. C'est surtout contre la lésion initiale et ses conséquences les plus directes qu'il est spécialement dirigé. Deux circonstances peuvent se rencontrer. Tantôt le mal est en voie d'accroissement aigu et se manifeste par des phénomènes fébriles, des douleurs et de la contracture musculaire réflexe. Il sera nécessaire d'immobiliser les parties malades et de les soustraire à la pression pour arrêter la marche aiguë du processus, limiter dans la mesure du possible l'extension des lésions, atténuer les douleurs et la contracture musculaire et diminuer les chances de gibbosité. Mais cette double indication doit être remplie complètement. Tantôt au contraire, la maladie, sortie de la période d'accroissement, tend spontanément à la réparation. On pourra se contenter alors de favoriser ce processus par des moyens analogues, mais moins strictement applicables.

Or les appareils qui permettent de remplir cette double indication, immobiliser le segment malade et le soustraire à la compression, sont de deux

ordres : les uns nécessitent le décubitus; les autres
sont portatifs. Les premiers seuls arrivent à remplir
complètement les indications que nous avons posées.
Avec les appareils portatifs, l'immobilisation et la
« décompression » ne sont jamais que relatives. De là
une première règle dans le traitement mécanique
du mal de Pott. *Tant que le processus tuberculeux
revêt un caractère inflammatoire et que les lésions
manifestent une tendance à l'extension, le décubitus est
un élément indispensable du traitement.* Nous verrons
tout à l'heure qu'il n'est pas toujours suffisant.

Au contraire, *quand la maladie est arrivée au stade
de consolidation, elle relève du traitement ambulatoire
avec des appareils assurant autant que possible l'immobilisation et la décompression.*

A la première période le décubitus seul n'est pas
suffisant. Il n'assure pas, surtout pendant le sommeil, l'immobilisation du rachis. Il faut donc au
décubitus joindre la *fixation*, permettant le transport du malade en plein air, si nécessaire pour l'état
général. En outre la décompression n'est pas assurée. Le décubitus dorsal aplanit les courbes normales du rachis, et, pour les régions lordotiques, en
les rapprochant du plan horizontal, écarte les apophyses épineuses mais rapproche les corps.

Le décubitus même avec la fixation ne suffira
donc pas toujours ; il faudra souvent y joindre l'*extension continue* que l'on peut obtenir par deux procédés, la *traction* ou la *réclinaison*. La traction peut

s'exercer sur la tête, le poids du corps placé sur un plan incliné assurant la contrextension ; mais elle ne donne des résultats appréciables qu'à la région cervico-dorsale supérieure. Dans les régions normalement lordotiques, une traction trop faible n'aura d'autre effet que de rapprocher les corps vertébraux et d'aider à la compression. La réclinaison consiste à placer un segment du rachis de telle sorte que la lordose normale soit exagérée ou la cyphose naturelle atténuée. Elle n'est guère applicable qu'à la région lombaire et souvent est pénible à supporter.

Ces considérations vont nous permettre de passer rapidement en revue les appareils proposés pour le traitement du mal de Pott.

Le simple *repos au lit*, sur un matelas suffisamment consistant, constitue la méthode la plus simple. Déjà préconisé au siècle dernier par David, il décharge à coup sûr les vertèbres malades du poids des parties sous-jacentes, mais n'assure pas l'immobilité, et ne remédie qu'incomplètement à la contracture musculaire et aux douleurs. Il oblige à confiner les malades à la chambre. Le matelas de crin de Busch [1], transportable et muni de liens pour fixer les quatre membres, constitue déjà un progrès. Le malade peut être porté dehors : ses mouvements sont très restreints. Un dispositif très simple (une

1. Busch. *Allgem. Orthop. Gymn. und Massage*, p. 228.

pièce mobile sous le bassin) permet de faire faire au malade ses besoins naturels sans trop le remuer. Mais la fixation est incomplète, et le transport du matelas bien difficile.

Le décubitus dorsal sur un matelas peut être complété par l'extension continue et la réclinaison. Pour l'*extension*, Volkmann emploie un lit un peu relevé à la tête pour assurer la contrextension par le poids du corps, et pour l'extension un collier de Glisson, dont le lien réfléchi sur une poulie supporte un poids de 2 ou 3 kilos. Nous avons vu que cette méthode n'agit guère que pour la région cervicale. La grande attelle, dite attelle américaine, en forme de potence double, placée latéralement au corps, dépassant la tête et les pieds et permettant une double extension au moyen d'un seul lien que l'on serrerait à sa partie moyenne, et qui, se refléchissant de chaque côté sur des poulies, se relierait en haut à un collier de Glisson, en bas à des étriers de diachylon fixés aux extrémités inférieures, serait préférable.

Pour la *réclinaison* on peut se servir d'un coussin en forme de rouleau ou de double plan incliné, glissé sous les reins. Rauchfuss[1] a préconisé une sangle de 0^m,20 de large, dont les extrémités seraient suspendues à un cadre un peu plus élevé que le plan du lit, et dont le plein, passant sous la région malade, redresserait la cyphose pathologique, l'extension étant

---

1. RAUCHFUSS. *Jahrb. f. Kinderheilk.*, 1875.

assurée de chaque côté par le poids des segments sus et sous-jacents; mais le malade peut se retourner et se placer sur le côté. La pression est alors vicieuse. Reyher[1] recommande cet appareil en le fixant sur les côtés et sous les aisselles; il l'emploie même pour la région dorsale. Lorenz croit que la pression exercée par la sangle deviendrait rapidement intolérable.

Le *décubitus abdominal* (*prone system*) a été préconisé en Angleterre par Bampfield, Harrisson, en France, par Pravaz père. Le malade, couché à plat ventre, évite mieux l'affaissement par pression des corps vertébraux. La fixation peut être assurée comme dans le décubitus dorsal, avec une ceinture et des liens pour les membres. La réclinaison est plus facile à établir et surtout à supporter. Au lieu de relever la cyphose et d'exercer une pression sur la gibbosité même, on cherche à relever les segments sus et sous-jacents. Behrend emploie un matelas concave longitudinalement, et Redard une planche matelassée, sur laquelle des coussins convenablement disposés permettent une courbure en lordose du segment malade et la décharge du segment rachidien altéré. Si une gibbosité est en voie de formation, Redard applique sur elle une plaque exerçant une légère pression.

La construction d'un des appareils que nous ve-

---

1. REYHER. *Arch. de Langenbeck*, XIX, p. 340.

nons de signaler est très simple. Une planche matelassée, sur les bords de laquelle on clouera une ceinture et des liens, ou mieux encore un cadre de fer
sur lequel on tendra deux pièces de toile solide
laissant un intervalle au niveau du bassin, avec une
large ceinture fixée au cadre et servant à entourer et
immobiliser le tronc, seront toujours faciles à trouver. Si on veut faire l'extension, on fabriquera une
mentonnière de Glisson avec une bande de cuir sou-
ple, large de $0^m,06$ à $0^m,08$ et longue de $0^m,60$ à $0^m,70$.
On fera à la partie moyenne et suivant l'axe longitu-
dinal une incision, longue boutonnière qui permettra
de passer la tête ; les extrémités seront munies d'anneaux pour s'adapter à une traverse en fer présentant des crochets à ses deux bouts, ou simplement
clouées aux deux extrémités d'une traverse en bois
longue de $0^m,25$ à $0^m,30$. Une corde attachée à cette
traverse se refléchira sur une poulie fixée à l'extrémité supérieure du cadre et supportera un poids. On
pourra toujours donner au cadre la forme convexe
ou concave longitudinalement qu'on jugera utile
pour la réclinaison ; les toiles devront alors être
solidement tendues.

L'immobilisation est beaucoup mieux assurée
quand le décubitus a lieu non plus sur un plan,
mais dans un appareil se modelant plus ou moins
exactement sur le corps du malade.

La *gouttière de Bonnet* est le plus employé de ces
appareils, et peut être citée comme leur type.

Elle est trop connue pour que sa description soit nécessaire; il est facile d'y adapter les dispositifs voulus pour exercer l'extension soit sur la tête pour la région cervico-dorsale supérieure, soit sur les membres inférieurs pour la région lombaire. Son principal inconvénient est de coûter fort cher et d'être difficile à trouver loin des grands centres. La caisse de Nebel, le lit de Phelps remédient à ces inconvénients.

Pour construire la caisse de Nebel, on place l'enfant, les jambes un peu écartées, sur une feuille de papier gris; on dessine exactement le contour du corps, et on marque les points où se trouvent l'anus et les creux axillaires. On reporte ce dessin sur une planche que l'on découpe en suivant le tracé, en laissant quelques centimètres de plus au delà de la tête et des deux pieds, et en pratiquant une ouverture ovale au niveau de l'anus, et une au besoin au niveau de la gibbosité. Sur les bords, on cloue une planchette verticale, s'arrêtant au niveau des aisselles. Le tout est rembourré, et le malade, placé dans cette caisse matelassée, est maintenu par un tablier enserrant le thorax et des tours de bande pour les membres. Une poulie de renvoi au-dessus de la tête permettra l'extension.

Phelps a encore perfectionné, tout en le simplifiant, cet appareil. La planche préparée comme ci-dessus, mais sans montants verticaux, est munie à chaque pied d'une planchette verticale contre la quelle s'applique une deuxième planchette mobile au moyen d'une vis, et de béquillons axillaires rembourrés. Le malade étant couché sur la planche, on le fixe avec des bandes plâtrées, qu'on cloue ensuite à la planche, en les modelant sur les membres et le thorax. On découpe avec la cisaille des valves en avant des membres inférieurs et du tronc. L'enfant étant enlevé, on revoit et matelasse à nouveau l'appareil. On garnit les valves de crochets. L'enfant, revêtu d'une chemise fendue en arrière et de bas de laine, est couché dans cette gouttière; les valves sont remises en place et assujetties par des lacets passant dans les crochets ou par de simples bandes. Au besoin on ajoute les dispositifs nécessaires pour l'extension cervicale et la contrextension.

Le lit ainsi préparé a tous les avantages de la gouttière de Bonnet. Tous les huit jours il est bon de vérifier le matelassage. L'enfant est mis à plat ventre sur un lit, les valves sont déliées et on enlève la gouttière, en recommandant à l'enfant de ne pas bouger. Il est facile de remettre la gouttière sur l'enfant resté à plat ventre, en évitant toute secousse, tout mouvement. Cet appareil ne coûte guère plus d'une cinquantaine de francs. Un ouvrier intelligent peut souvent le fabriquer lui-même. Il est transportable; on peut le redresser dans une direction plus ou moins oblique, en l'appuyant par une de ses extrémités sur un siège, à un mur, etc.

Le lit plâtré de Lorenz est encore plus simple. Le

chirurgien peut le fabriquer lui-même, et son prix est insignifiant. Il peut servir simplement à l'immobilisation, mais il est facile de joindre à celle-ci, au degré qu'on voudra, soit l'extension, soit la réclinaison. Nous empruntons à Lorenz la technique de son appareil[1].

Pour fabriquer ce lit plâtré le chirurgien se procurera des coussins assez durs et de différentes

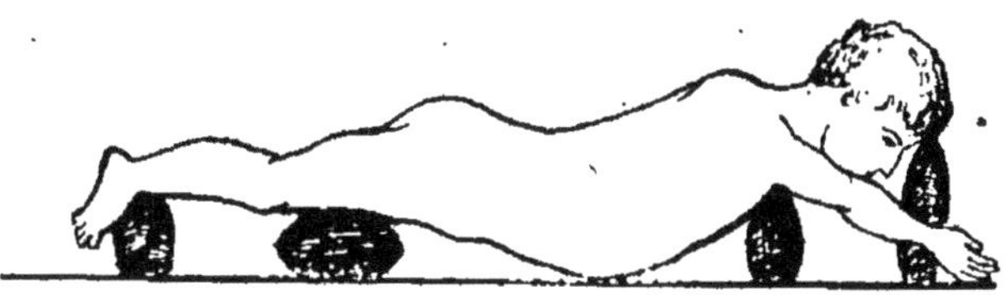

Fig. 7. — Position du malade pour l'application du lit plâtré de Lorenz.

épaisseurs. Le malade étant couché sur le ventre, on dispose ces coussins : un sous le front, un sous la région claviculaire et un sous les cuisses (fig. 7). La partie moyenne du rachis s'affaisse vers le plan sous-jacent, se mettant en lordose. La réclinaison ainsi obtenue sera graduée à volonté en variant l'épaisseur des coussins. Il faut procéder lentement et attendre que les contractions des muscles dorsaux cessent. Il faut éviter une réclinaison exagérée, douloureuse. Les bras sont ramenés en avant et la tête est fixée par un aide.

1. Lorenz. *Loc. cit.*, p. 643 et Congrès international de Berlin, 1890. *Rev. d'Orthop.*, 1890, n° 6, p. 476.

On recouvre alors le dos d'une couche d'ouate
allant du sommet de la tête aux cuisses. La gibbosité est bien matelassée. La ouate est recouverte
d'une toile. On prend alors des bandes plâtrées (voir
la technique au corset de Sayre, p. 180), que l'on
conduit du vertex, puis des épaules et des aisselles .
en rayonnant, jusqu'au-dessous des plis fessiers ;
on dispose plusieurs couches, que l'on renforce
ensuite par des bandes transversales imbriquées
du haut en bas : les bords de ces bandes sont coupés
régulièrement au niveau des bords. Une couche
d'étoupe plâtrée complète l'épaisseur du lit. Enfin
avec des bandes de toile on serre toutes ces couches
en les appliquant exactement au corps.

On enlève le lit, on régularise ses bords et sa
surface, on le sèche au four, puis on l'imperméabi-
lise en l'imprégnant d'une solution alcoolique de
gomme laque. Pour éviter les moisissures et les
fermentations on attend pour se servir du lit qu'il
soit absolument sec. On garnit la gouttière plâtrée ·
d'une épaisse couche d'ouate recouverte d'une toile
imperméable et d'une nouvelle couche· plus mince
d'ouate. On étend par-dessus le tout une serviette
et on replace la gouttière sur l'enfant remis à plat
ventre. On vêt enfin le malade d'un maillot ouvert
en arrière qu'on ferme par-dessus la gouttière. De
cette façon le patient est absolument fixé dans le lit
à réclinaison, où on a pu obtenir le degré de réclinaison voulu (fig. 8).

Si pour la région cervicale on préfère un lit à extension, on fera un lit semblable mais en maintenant l'occiput sur le même plan que le dos. Puis dans les couches des bandes superficielles on in-

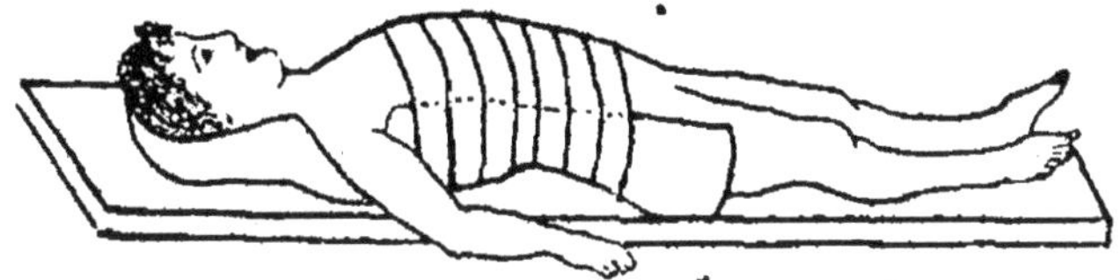

Fig. 8. — Lit plâtré de Lorenz.

sérera un « mal de fortune » comme dans le corset de Sayre; l'extension sera obtenue avec un collier de Glisson (fig. 9).

Il faut surveiller l'appareil les premiers jours. Au bout de vingt-quatre heures, on enlèvera l'appa-

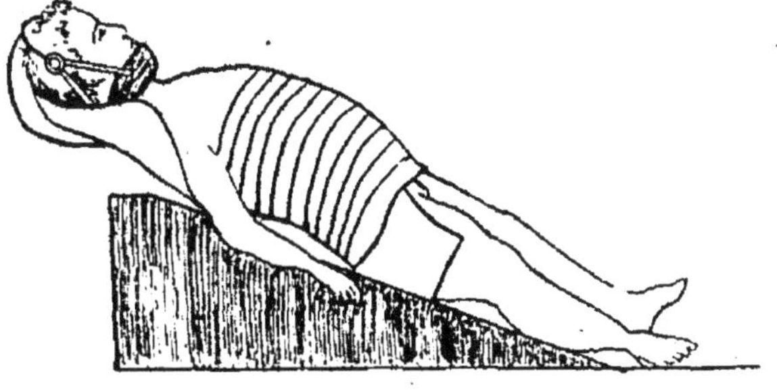

Fig. 9. — Lit de Lorenz pour mal de Pott cervical.

reil en couchant l'enfant sur le ventre; on changera les linges, on vérifiera le rembourrage. Si le dos et surtout la gibbosité présentent des traces de compression locale, on excavera au marteau le point correspondant.

Pour la défécation il est facile de soulever le lit et de glisser un bassin sous le siège.

Dans le lit de Lorenz, l'immobilisation est parfaite et le repos des vertèbres malades est assuré. Le prix de revient de l'appareil est insignifiant, puisqu'il ne comporte que des matériaux sans grande valeur : bandes de tarlatane, plâtre, étoupes ou ouate, etc. N'importe quel médecin peut diriger sa fabrication et en faire bénéficier les malades les plus pauvres. Son application fait immédiatement cesser les douleurs, sauf dans le cas où le malade est en quelque point blessé ou comprimé. L'appétit s'améliore ; il est facile de transporter le lit en plein air. Les membres inférieurs sont à peu près libres, ce qui est presque toujours heureux; vu l'immobilisation parfaite du tronc, les mouvements modérés des jambes n'ont aucun inconvénient, et le décubitus prolongé est ainsi moins pénible. C'est là un des principaux avantages du lit de Lorenz sur celui de Phelps et sur la gouttière de Bonnet. On peut frictionner, masser, électriser les membres inférieurs. Ce n'est que dans le cas de paralysie spasmodique qu'il sera indiqué de fixer les jambes. On y arrivera facilement en allongeant la gouttière, en y joignant des appendices plâtrés et renforcés par des pièces métalliques, propres à maintenir les membres inférieurs.

En résumé le traitement soit dans une gouttière de Bonnet, soit dans le lit de Lorenz est applicable

au mal de Pött durant toute sa première période.
Pour le mal de Pott dorsal, l'appareil simple donnant
en même temps que le décubitus l'immobilisation
du rachis, suffit. S'il s'agit d'un mal de Pott de la région cervicale ou dorsale supérieure, il est bon d'y
joindre l'extension. La réclinaison sera préférable
pour les maux de Pott de la région lombaire. Les
méthodes ayant pour but d'exercer une pression spéciale et directe sur la gibbosité nous paraissent inu-
tiles ou même dangereuses.

Ce traitement doit être continué jusqu'à ce qu'il
n'y ait plus aucune douleur locale, ni spontanée ni
provoquée par la pression ou de légères secousses du
corps. L'enfant débarrassé de son appareil et mis
debout doit se tenir droit, sans angoisse, sans crainte.
En cas de doute, il vaut mieux prolonger un peu le
décubitus que de permettre trop tôt la marche avec
un appareil portatif.

Appareils portatifs. — Les appareils portatifs peuvent servir simplement de tuteurs, de soutiens,
immobilisant plus ou moins le rachis, ou bien ajouter
à une fixation plus ou moins complète l'extension
et la réclinaison dans une certaine mesure. Les corsets dorso-lombaires que nous étudierons d'abord
diffèrent des appareils destinés à la région cervico-
dorsale supérieure.

Les appareils servant simplement de soutien ne
sont applicables qu'à la période ultime de la maladie,
à la convalescence. La cuirasse de Verneuil (fig. 10),

le corset en cuir moulé de Mathieu peuvent être pris ici pour types. D'ailleurs la plupart des corsets orthopédiques, munis de béquillons, rentrent dans cette catégorie. Les béquillons élèvent les creux axillaires mais n'agissent pas sur le rachis. Les

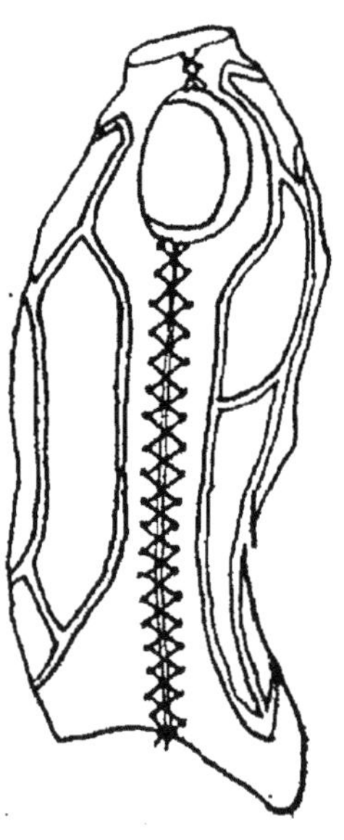

Fig. 10. — Cuirasse de Verneuil.

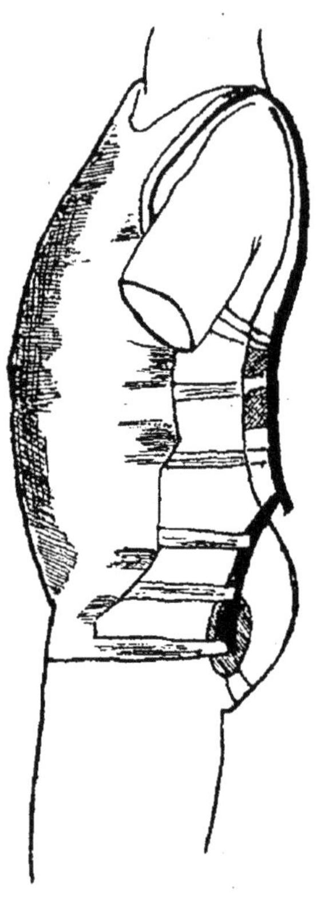

Fig. 11. — Schéma des appareils à décompression.

corsets de Beely, de Collin, etc., ne remplissent en rien l'indication principale, la décompression des corps vertébraux.

Certains appareils cherchent à remplir cette indi-

cation en agissant au moyen de leviers sur les segments sus et sous-jacents à la gibbosité, de façon à
imiter la nature et à compenser la cyphose patholo-

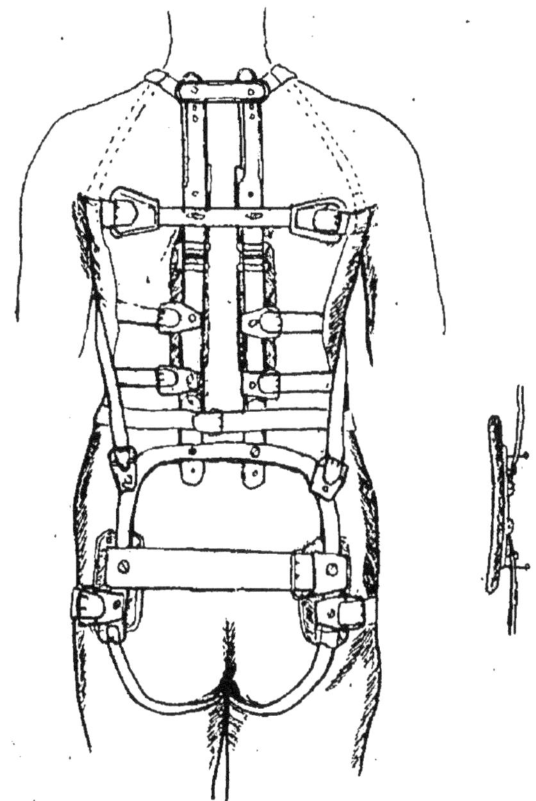

Fig. 12. — Appareil de Taylor.

gique par une contre-courbure lordotique des segments voisins (fig. 11).

Le plus simple de ces appareils est celui de Taylor (fig. 12). Il consiste en deux montants verticaux,
parallèles, fixés en bas autour du pelvis, s'élevant au

-niveau des apophyses transverses jusqu'aux bords
supérieurs des omoplates ; ces deux montants doivent
suivre exactement les courbures du dos. Au niveau
de la gibbosité, ils présentent des pelotes rembour-
rées et articulées qui de chaque côté servent de point
d'appui ; des épaulières fixées aux sommets des montants servent à redresser la partie supérieure du
tronc.

Dans l'appareil de Schildbach les montants font
ressort et tendent à attirer en arrière les épaulières.

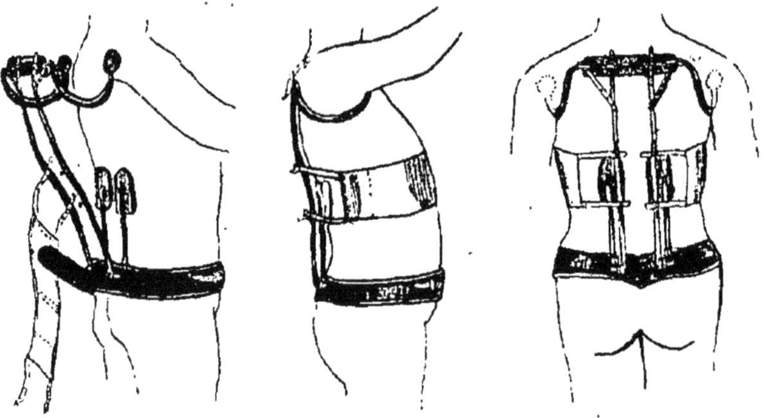

Fig. 13, 14, 15. — Appareil de Stillmann (mal dorsal).

Enfin les appareils de Stillmann agissent à la fois
en pressant en avant les apophyses transverses au
niveau de la gibbosité et en attirant en arrière le segment supérieur. Dans ce double but, aux montants
de Taylor sont adjoints d'autres montants en forme
de ressorts, portant des pelotes et faisant saillie en
avant (fig. 13, 14, 15). Dans le cas de mal lombaire

ces derniers leviers partant de la ceinture seraient trop courts : ils prennent un point d'appui en haut (fig. 16, 17).

Le chirurgien peut faire construire ces appareils sous ses yeux : il applique exactement une bandelette d'étain de chaque côté à la ligne des apophyses

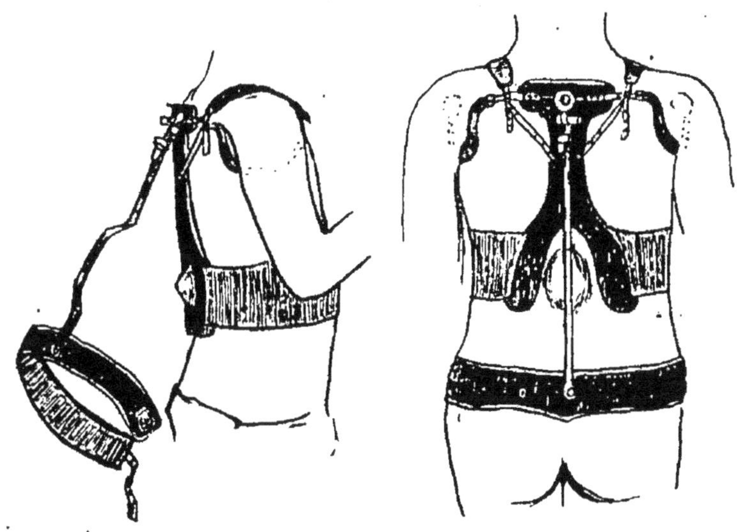

Fig. 16 et 17. — Appareil de Stillmann (mal lombaire).

transverses, et sur ces modèles fait forger deux bandes de fer dont il vérifie l'adaptation au dos du malade (fig. 18, 19). Il les fait alors réunir par des pièces transversales constituant un cadre, aux extrémités tant cervicale que sacrée de ce cadre (fig. 20, 21, 22) ; il fait river des ressorts d'acier, atteignant le siège de la gibbosité, les fait en ce point munir de pelotes, garnit le cadre avec du diachylon, et y fixe (fig. 23, 24, 25) des bandes de diachylon destinées à le maintenir en place.

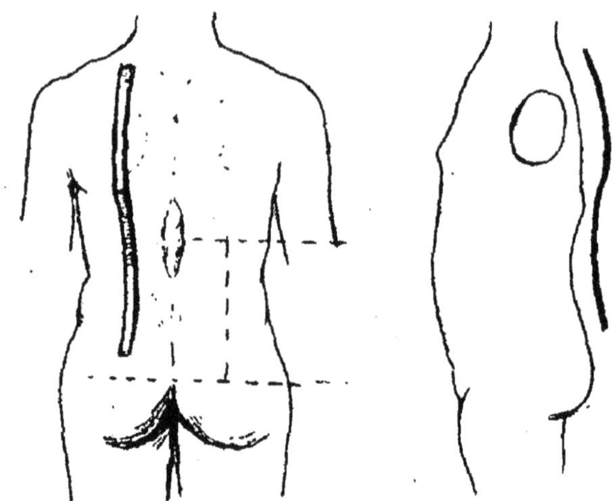

Fig. 18 et 19. — Construction de l'appareil de Stillmann.

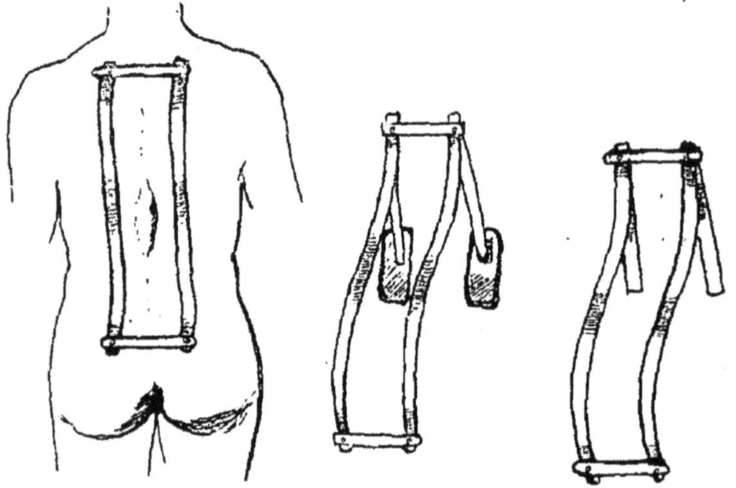

Fig. 20, 21, 22. — Construction de l'appareil de Stillmann.

Les plus efficaces des appareils portatifs sont ceux que le chirurgien peut fabriquer lui-même; le type de ces appareils est le *Corset plâtré de Sayre*[1]. Il fournit une protection suffisante, immobilise le rachis assez bien, maintient jusqu'à un certain point l'extension et la réclinaison obtenues en suspen-

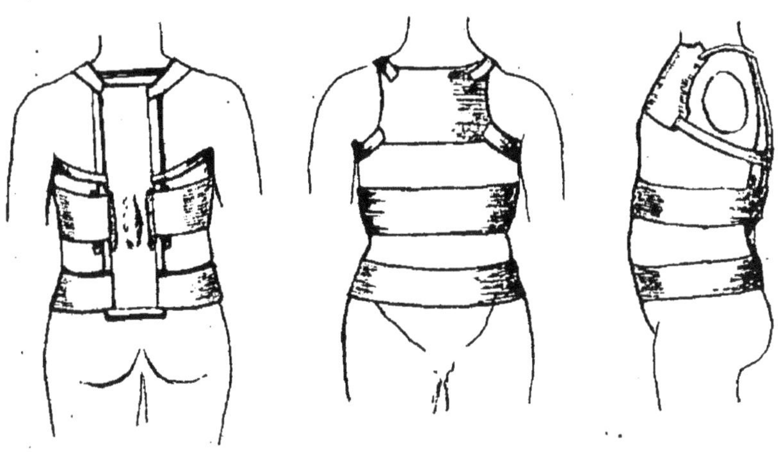

Fig. 23, 24, 25. — Construction de l'appareil de Stillmann.

dant le sujet au moment de leur application et décharge les vertèbres malades du poids des parties

1. SAYRE. Caries of the spine treated by extension and the plaster of Paris bandage. *Tr. Am. med. Assoc.* Philad., 1876, XXVII, p. 573. — A succinct history of the plan of treatment of Pott's disease, etc. *Richmond and Louisville med. Journ.*, 1878, XXV, p. 59. — Proofs of the superior value of the treatment, etc. *Trans. Am. med. Assoc.* Philad.. 1879, XXX, p. 657. — Le traitement du mal de Pott. *C. R. Congrès intern. des sc. med.*, 1879, VI, p. 409. — *Ibid.*, 1884. Copenhague, II, p. 221. — Spondylitis, etc. *Tr. N.-York med. Assoc.* (1885), 1886, II, p. 448. — On the advantages of plaster of Paris dressing. *N.-Y. med. Journ.*, 1888, XLVIII, p. 645. — Spinal disease and sp. curvature; their treatment by suspension and the plaster of Paris bandage, in-8°, London, 1877.

sus-jacentes qu'il transmet directement au bassin.. D'autre part, il ne nécessite que des matériaux faciles à trouver, et d'un prix insignifiant. Il peut être appliqué n'importe où, et par tout médecin, et les résultats qu'il donne sont bien supérieurs à ceux des appareils les plus compliqués, les plus coûteux.

TECHNIQUE DU CORSET DE SAYRE. — *Suspension.* — Le corset de Sayre doit être appliqué, le sujet étant dans la suspension cervicale, ce qui étend la colonne, et en redresse les courbes. On a dit avec raison qu'aussitôt la suspension supprimée, le thorax s'affaissait dans le corset, quelque exact que fût celui-ci, et que le bénéfice de l'extension était perdu, tout au moins en grande partie. Il n'en est pas de même du redressement, de la réclinaison, qu'un corset bien fait doit maintenir. La suspension est donc indispensable. Sayre emploie un appareil spécial, un arc en fer auquel sont attachés un collier embrassant l'occiput et le menton et deux bracelets passant sous les aisselles (fig. 26). L'arc est suspendu à une moufle fixée à un trépied en fer de trois mètres de haut. Je remplace le trépied par un crochet vissé dans une poutre du plafond, ou au besoin dans un dessus de porte ; la moufle par une simple poulie dans la gorge de laquelle passe une corde solide. L'arc et le collier de Sayre ne sont pas plus indispensables. J'ai dit déjà comment une bande de cuir fendue longitudinalement en boutonnière remplaçait parfaitement le collier. On peut joindre les deux extrémités de cette bande au moyen d'une cordelette de 0^m,50 à 0^m,60 de long, qui sera nouée par sa partie moyenne à la corde de suspen- sion, et tenir ces extré- mités écartées au moyen d'un bâton taillé en en- coche à ses deux bouts. Je supprime habituelle- ment les bracelets auxi- liaires qui sont gênants. Si la suspension cervi- cale seule fatigue trop le malade, il vaudra mieux employer le dispositif de Beely qui fait de chaque côté de l'exten- sion sur les membres supérieurs élevés en même temps que sur la tête, soit en faisant de la traction sur des ban- des fixées aux avant- bras comme pour la ré- duction d'une luxation du coude (fig. 27), soit en donnant à tenir à l'enfant, s'il est assez

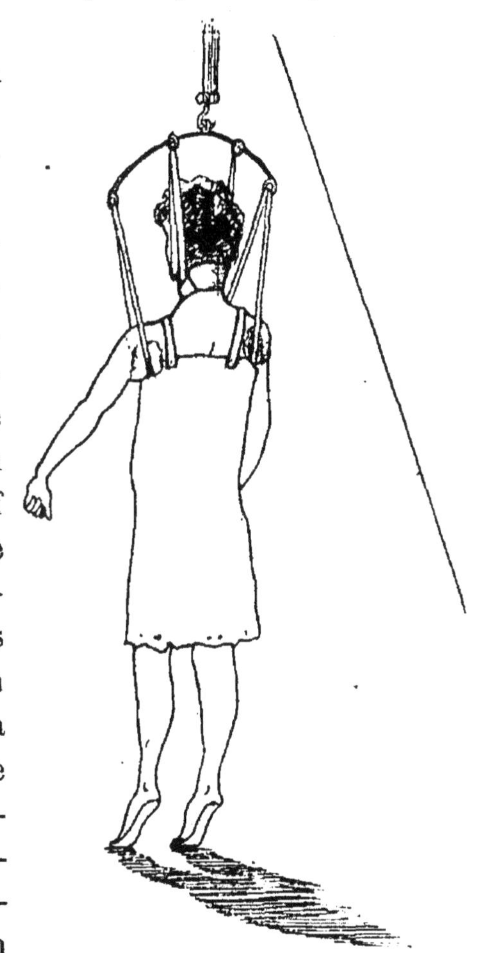

Fig. 26. — Suspension cervico- auxiliaire pour l'application du corset de Sayre.

âgé, des anneaux ou des barres transversales atta- chés à des cordes. Ces cordes devront être fixées assez en dehors du crochet médian de suspension, et leur longueur sera soigneusement réglée.

Il sera bon d'exercer pendant quelques jours le malade à supporter la suspension assez longtemps.

La suspension doit être telle que le malade repose sur le sol avec l'extrémité antérieure du pied. Une extension plus grande serait exagérée et beaucoup trop pénible. Elle pourrait même amener la rupture d'une vertèbre lésée et la mort du sujet (Sayre[1]).

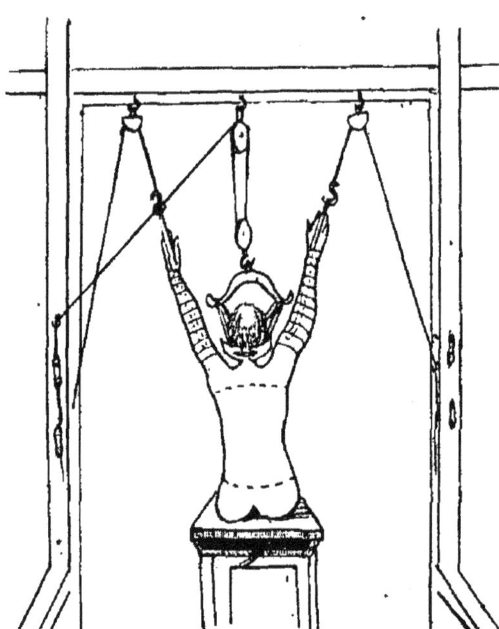

Fig. 27. — Suspension cervico-brachiale de Beely.

Vêtement et matelassage. — Mais avant de suspendre le malade on a revêtu son tronc d'un jersey exactement tendu. On peut se servir de maillots de laine fine qu'on achète tout faits. A l'hôpital, j'emploie un tissu jersey de coton, qui est tissé en cylindre et

1. SAYRE in *Sajous Annual of med. sc. Philad.*, 1894, III. II, 4.

coûte six francs le kilo. Un kilo peut servir à préparer quinze à vingt corsets inamovibles, ou de huit à dix corsets amovibles. Pour un corset inamovible, on prend un morceau de tissu pouvant aller comme longueur des aisselles aux cuisses et pouvant, comme largeur, entourer le corps. On ferme ce morceau en avant, et on coud de façon que partout il soit bien tendu transversalement. Longitudinalement, on assure la tension au moyen de bandes placées en épaulières, et à la partie inférieure, de bandes allant se fixer aux bas. Il peut être utile de disposer deux cylindres de jersey identiques, l'un par-dessus l'autre. Plus tard, il est facile d'enlever celui qui touche à la peau, en l'incisant à mesure sous les bras et en le tirant en haut, et de lui en substituer un propre qu'on a eu soin de coudre à son bord inférieur. On garnit la gibbosité soigneusement avec de la ouate; on matelasse de même les diverses saillies osseuses, surtout les épines iliaques antérieures et supérieures. Enfin une serviette pliée de façon à former un coussin à sa partie supérieure est appliquée sur le creux de l'estomac, l'extrémité pendant en bas : elle remplace le *dinner-pad* de Sayre, et laisse, quand on l'enlève, un vide qui sert à l'expansion de l'estomac au moment des repas. S'il s'agit d'une jeune fille ayant les seins assez développés, on recouvre ceux-ci avec des postiches en toile métallique qu'on trouve dans toutes les dimensions chez les corsetières.

Préparation des bandes plâtrées. — On prend alors les bandes plâtrées qui ont été préparées à l'avance. Ce sont des bandes de grosse tarlatane, apprêtée, à mailles assez fines, longues de 4 à 5 mètres, larges de 6 à 8 centimètres environ. On les roule lâchement en les faisant passer à travers le plâtre, et avec le bord cubital de la main ou la partie convexe d'une cuiller, on fait pénétrer le plâtre entre les mailles et on supprime l'excédent. Il faut, en effet, que la quantité de plâtre imprégnant la tarlatane soit celle strictement nécessaire : une quantité plus grande donne du poids à l'appareil : une quantité insuffisante lui enlève de la solidité. Le plâtre ne doit pas former de couche à la surface du tissu; il doit simplement en emplir les mailles, sans jamais en masquer la structure. Il vaut mieux ne préparer les bandes que quelques instants avant de commencer le corset; si on veut se servir de bandes préparées depuis plusieurs jours, il faut les faire passer dans une étuve à air sec pour en assurer la dessiccation.

Le meilleur plâtre, comme légèreté et rapidité de prise, est celui qu'emploient les dentistes pour leurs moules. Il est infiniment supérieur à tous les autres. Le plâtre fin, à mouler, des sculpteurs, employé frais, peut le remplacer, mais il prend plus lentement et donne des appareils plus lourds.

Application. — On prend alors une des bandes qu'on trempe dans l'eau. J'emploie de l'eau tiède à

40° environ qui favorise la prise et évite au malade une sensation désagréable de froid. Je n'ajoute à l'eau aucune substance destinée à hâter la prise : l'alun, le sel rendent le plâtre trop friable. La bande, totalement immergée, ne doit rester dans l'eau que quelques secondes : il se dégage d'abord des bulles d'air : dès que ce dégagement cesse, on retire la bande de l'eau, on l'exprime, et on l'applique. J'assure les premiers tours autour de la ceinture, puis, remontant par quelques tours imbriqués en spirale, je fais avec soin le bord supérieur avec des tours circulaires se recouvrant exactement. Le bord supérieur doit suivre exactement le niveau du bord des creux axillaires. Quand il est assez épais, je redescends, en imbriquant soigneusement mes tours de bandes jusqu'à la ceinture, puis jusqu'au bord inférieur. Celui-ci suit une ligne située en avant un peu au-dessous des épines iliaques antérieures et supérieures, sur les côtés, à mi-chemin, entre la crête iliaque et les grands trochanter, et en arrière, reposant nettement sur la parti saillante des fesses. La base du corset prend ainsi un solide point d'appui sur le bassin et peut lui transmettre directement le poids des parties supérieures du corps, déchargeant les vertèbres malades. Le bord inférieur étant suffisamment épais, je remonte vers la ceinture (fig. 28).

A mesure qu'on applique les bandes, on doit, avec la paume de la main, effacer les plis et appuyer légèrement pour mieux mouler l'appareil sur le corps et en même temps faire sortir l'excédent de plâtre et d'eau. Si le corset doit être très solide, entre les tours de bandes circulaires, on applique des ressorts de corsage (baleines métalliques), placés longitudinalement, de place en place ; des morceaux de fer-blanc d'un centimètre de large donnent exactemnt le même résultat.

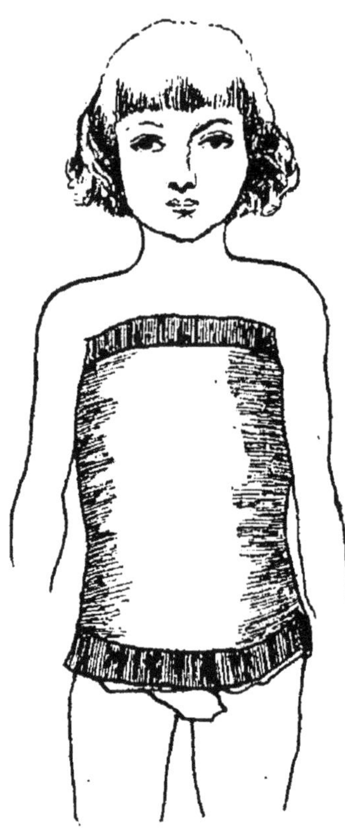

Fig. 28. — Corset plâtré inamovible de Sayre.

L'épaisseur à donner au corset est difficile à définir. Huit à dix épaisseurs de tarlatane au niveau des bords, un peu moins pour le reste du corset sont suffisantes. Avec des bandes bien préparées et bien appliquées on n'atteint pas ainsi un centimètre d'épaisseur.

Pour assurer mieux encore l'immobilisation et empêcher le corset de Sayre de glisser, Wood [1] le complète au moyen d'épaulières plâtrées.

1. Wood. *Med. News*, 1889, 19 janvier.

L'appareil terminé, on laisse le plâtre prendre, ce qui demande dix minutes pour le plâtre des dentistes, vingt minutes à une demi-heure pour celui des sculpteurs et plus d'une heure pour le plâtre ordinaire. On débarrasse alors le sujet de son appareil suspenseur et on l'étend près du feu, pendant une heure ou deux. Avec une cisaille de Seutin on dégage les creux axillaires et on régularise les bords qu'on recouvre avec l'excédent du jersey, collé au besoin sur le plâtre.

Modifications. — Les principales modifications apportées à cette technique portent : 1° sur la suspension ; 2° l'amovibilité ; 3° les matériaux dont est fait le corset.

On peut remplacer la suspension cervicale, pour les sujets âgés, en les faisant se suspendre par les mains à une barre horizontale, pour les enfants, en les maintenant par les bras ou sous les aisselles.

Davy [1] remplace la suspension par la réclinaison dans un hamac. Le patient étant debout, on lui applique sur la poitrine un morceau de forte toile plus haut que lui et pouvant entourer le corps. On fait des trous pour les bras. La toile étant suspendue comme un hamac, l'enfant revêtu de son jersey y est couché à plat ventre, les bras passés dans les trous. Les bords étant retaillés de façon à s'adapter par derrière et la réclinaison étant graduée, le corset

---

1. Davy. *Brit. med. Journ.*, 1880, I, p. 959.

plàtré est appliqué par-dessus le hamac. Le plâtre pris, on découpe toute la toile qui dépasse.

W. Pye [1], sur un matelas disposé en double plan incliné, en table à réclinaison, prépare des compresses de tarlatane plâtrées et trempées dans l'eau, comme pour un scultet à plusieurs épaisseurs. L'enfant revêtu d'un jersey est couché sur le dos sur ces compresses, qui sont ramenées et croisées en avant.

Petersen [2] place le malade sur la bande à réclinaison de Rauchfuss, et applique alors le corset. Barwell [3] l'assied sur un tabouret et exerce sur la gibbosité des tractions tendant à la redresser au moyen d'une sangle commandée par des moufles. Madelung [4] recommande la position dite « Sylfenstellung », ce qu'on peut traduire par position de sirène, le tronc étant suspendu par les bras et les jambes relevées en arrière, ce qui exagère la lordose lombaire.

Corsets amovibles. — Sayre lui-même emploie souvent des corsets amovibles. Pour cela, dès que le plâtre est pris, avec un couteau affilé, on fend le corset en avant sur la ligne médiane. On a soin de protéger la peau en glissant au-dessous du corset une mince lame de zinc. On enlève alors le corset,

---

1. Pye. *Surg. treatm. of deformities of Children*, p. 34.
2. Petersen. *Arch. f. klin. Chir.*, 1885, XXXII, p. 182.
3. Barwell. *Lancet*, 1892, 9 avril.
4. Madelung. *Berl. klin. Wochenschr.*, 1879, XVI, p. 57.

on le ferme avec des bandes de toile qui maintiennent sa forme et on le porte dans une étuve sèche, à température très modérée où on le laisse quatre ou cinq heures. L'appareil ainsi desséché devient assez élastique pour être facilement enlevé et remis. On revêt la face externe de jersey. L'appareil peut être muni de crochets, ou simplement fermé avec des liens à boucles.

Si l'immobilisation et la réclinaison sont utiles, le corset amovible me paraît insuffisant, et je lui préfère de beaucoup le corset primitif. Si l'on ne veut qu'un appareil de protection, de soutien, je préfère fendre le corset de chaque côté suivant la ligne axillaire. J'ai ainsi deux valves que maintiennent en place trois liens à boucles, et qui ne risquent pas de se casser quand on les enlève.

Succédanés du corset plâtré. — J'ai essayé les corsets de feutre poroplastique d'Adams, les corsets en placage de bois de Waltuch et ne leur ai trouvé aucun avantage sur le corset plâtré : ils sont plus chers et d'une fabrication plus délicate. Kolliker, Julius Wolff font des corsets de silicate qu'ils soutiennent jusqu'à dessiccation au moyen d'un plâtre provisoire. Karewsky préconise la toile métallique modelée, et Hawkes (de New-York[1]) le papier, déjà employé par Vance. Mathieu, sur un moule positif, adapte ses appareils de cuir moulé, très exacts,

1. HAWKES. *Philad. med. News*, 1892, 16 janvier.

légers, mais coûteux et se laissant déformer. Les appareils en aluminium modelé de Phelps[1] n'ont pas le dernier inconvénient, mais sont d'un prix très élevé.

Le corset de Sayre, accepté avec faveur et prôné par nombre de chirurgiens, a été l'objet des critiques les plus violentes. Sans aller aussi loin que Rœckel[2], qui le qualifie d'*hollow moquery*, on lui a fait les reproches suivants :

1° Il ne maintient pas l'extension spinale obtenue par la suspension : il s'use assez rapidement et s'adapte de moins en moins exactement. Nous avons répondu déjà à ce reproche en montrant que le corset de Sayre assure beaucoup plus la réclinaison que l'extension et qu'il donne avec l'immobilisation la décompression des vertèbres, en transmettant au bassin le poids des parties sus-jacentes. Un corset *bien fait* dure longtemps sans s'affaisser : il est d'ailleurs facile de le renouveler.

2° Il peut causer des lésions de pression, ulcérations, eschares, etc. Cela n'arrive jamais si toutes les précautions sont prises et l'application bien faite.

3° Il empêche les soins de propreté. Sayre, pour éviter ce reproche, n'emploie plus guère que le corset amovible. J'ai dit déjà que l'amovibilité me paraissait diminuer beaucoup l'efficacité de l'appa-

1. PHELPS. *N. Y. med. J.*, 1893, 14 octobre.
2. RŒCKEL. *Austral. med. Journ.*, 1892, 15 sept., p. 424.

reil. Je me contente de faire bouillir le jersey dans une solution sursaturée d'acide borique, si je crains la vermine, et de disposer, comme je l'ai dit, deux jerseys l'un sur l'autre de façon à pouvoir changer celui qui est en contact avec la peau.

A mon avis, le corset de Sayre constitue l'appareil le plus efficace, le plus léger, et le moins coûteux dans le mal de Pott. Mais il faut savoir l'appliquer, *et surtout réserver son emploi aux cas dans lesquels on peut se contenter du traitement ambulatoire.*

Appareils pour le mal sous-occipital, et le mal cervico-dorsal supérieur. — Le corset de Sayre et les divers appareils décrits jusqu'ici ne sont applicables qu'aux tuberculoses de la région lombaire et des régions dorsales inférieure ou moyenne. Pour les tuberculoses de la région dorsale supérieure et des régions cervicale et sous-occipitale, ces corsets ne donneraient ni l'immobilisation, ni la décompression. Nous avons vu que celle-ci ne s'obtenait guère à la région cervicale que par l'extension continue. Divers appareils peuvent remplir une de ces indications ou simultanément les deux.

Immobilisation. — Toutes les minerves en acier, en cuir moulé, etc., imaginées pour le torticolis, peuvent être employées ici et assurent l'immobilisation. Quelques-unes sont garnies de crémaillères et donnent ainsi un certain degré d'extension. On peut aussi ajouter à certains appareils comme celui de Beely une pièce destinée à maintenir la tête.

Certains appareils plâtrés donnent les mêmes
avantages. Celui de Furneaux-Jordan [1] s'applique de
la façon suivante. Le patient est couché sur une
table, les bras relevés et la tête mise en extension
par un collier de cuir mince et une cordelette munie
d'un poids. Les oreilles, les clavicules sont garnies
d'ouate. Une bande de flanelle, large de 10 centimètres, est placée le plein sur le front, les extrémités passant sur les oreilles, se croisant derrière
la nuque et revenant en avant des épaules se re-
croiser sur le sternum. Le thorax étant revêtu d'un
jersey, des bandes de flanelles plâtrées sont appliquées suivant le même trajet, et les extrémités antérieures sont maintenues par quelques compresses
plâtrées disposées en corset léger (fig. 29).

J'ai appliqué souvent cet appareil qui donne une
immobilisation suffisante, même une certaine extension. Il est plus facile à appliquer et plus efficace
que le collier de Barwell [2]. Celui-ci se fait en feutre,
gutta-percha ou flanelle plâtrée. La figure 30 montre
comment une plaque entaillée forme en haut une
mentonnière et en bas une chape s'appliquant aux
épaules (fig. 31). L'appareil de Piéchaud consiste en
un capuchon plâtré, embrassant le ventre, l'occiput,
les régions temporales, la nuque et les·épaules,
laissant des trous pour les oreilles, adjoint à un
corset de Sayre.

1. Furneaux-Jordan. *Lancet*, 1880, I, p. 905.
2. Barwell. *Lancet*, 1888, 1er décembre.

L'appareil qui réalise le plus simplement l'immobilisation, l'extension et la décompression est le

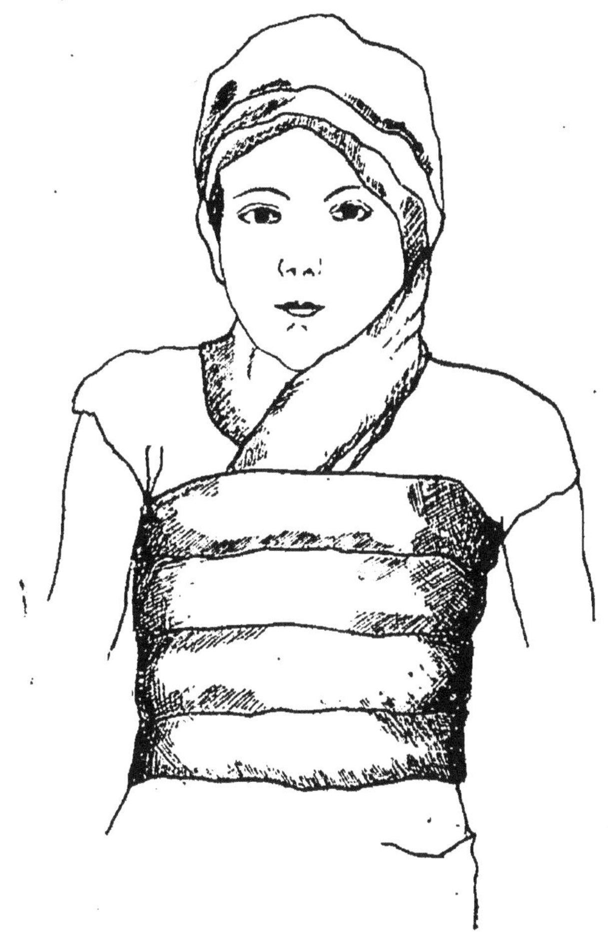

Fig. 29. — Appareil de Furneaux-Jordan.

« mal de fortune » (*jury-mast*) complétant un corset de Sayre (fig. 32). Il consiste en une tige métallique recourbée, suivant la nuque, et arrivant jusqu'au sommet de la tête; à l'extrémité supérieure est fixé un

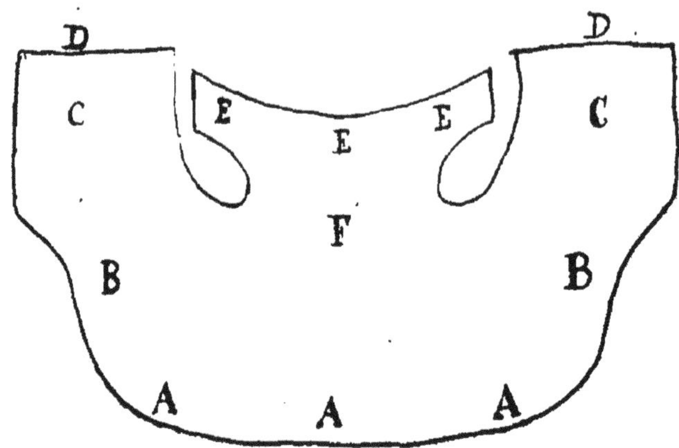

Fɪɢ. 30. — Appareil de Barwell. Patron de la plaque.

collier embrassant la nuque et le menton. L'extré-

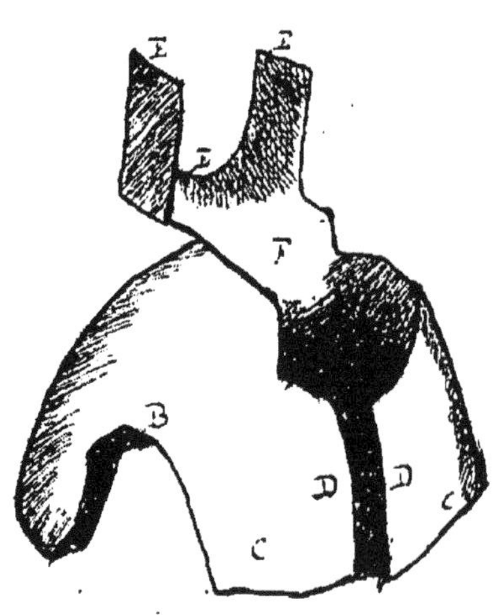

Fɪɢ. 31. — Appareil de Barwell.

mité inférieure se termine par une fourche munie de demi-cercles latéraux, qu'on immerge dans les circulaires plâtrés d'un corset de Sayre (fig. 33). Si l'appareil est bien fait, le poids de la tête est transmis au corset qui décharge la colonne cervicale.

Cet appareil est une heureuse modification du vieil arc de Le Vacher[1],

1. LE VACHER. *Mém. de l'Acad. R. de chir.*, 1768, IV, p. 506.

La mentonnière est solide mais gêne les mouvements de la mâchoire. Pye [1] a essayé de remplacer
ce mal, trop apparent,
par un mal très court
sur lequel la nuque re-
pose et est fixée. Re-
dard se sert, au lieu
d'un arc antéro-posté-

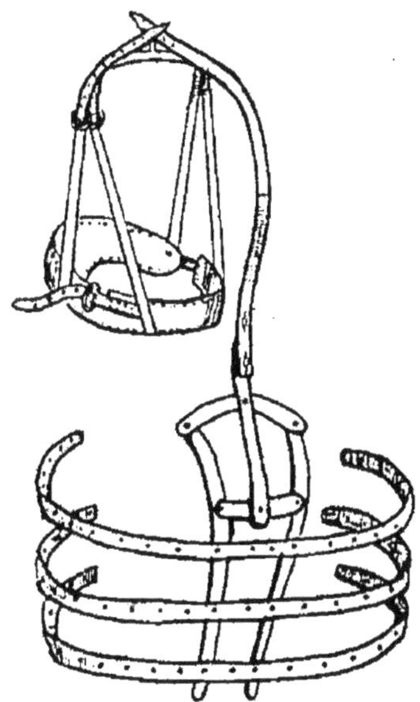

Fig. 32. — Jury-Mast.

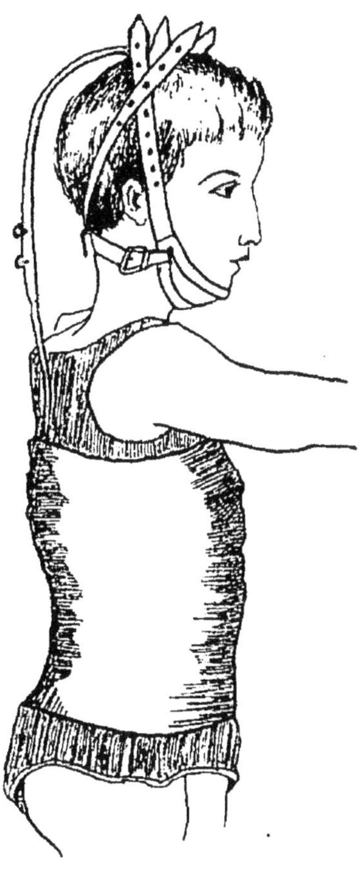

Fig. 33. — Corset de Sayre avec
Jury-Mast pour mal de Pott
cervical ou sous-occipital.

rieur, d'un demi-cercle transversal où se fixe la
mentonnière.

1. Pye. *Loc. cit.*, p. 61.

Flemming[1] a inventé un collier en caoutchouc que l'on gonfle d'air et qui supporte la tête et étend le cou. L'immobilisation et l'extension dues à cet appareil sont illusoires.

En résumé, nous croyons que le chirurgien devra toujours diriger le traitement orthopédique du mal de Pott en appliquant les appareils dont il peut lui-même surveiller la fabrication. Au début il emploiera un des lits plâtrés immobilisant le malade dans le décubitus : dans bien des cas cependant le mal de Pott est assez peu grave pour qu'on puisse employer dès le commencement les appareils portatifs. Le siège du mal a aussi son importance : dans le mal de Pott dorso-lombaire, le corset de Sayre bien appliqué peut parfaitement suffire. Au contraire, dans le mal cervical, le décubitus prolongé pourra être indispensable. Chez l'adulte le décubitus ne doit pas être maintenu trop longtemps; il faut avoir recours assez vite aux appareils portatifs. Les enfants se trouvent bien, au contraire, du décubitus prolongé.

TRAITEMENT CHIRURGICAL

1° *Traitement des complications.* — Le traitement orthopédique tel que nous l'avons examiné jusqu'ici ne peut guère remplir, au point de vue des compli-

1. FLEMMING. *Glascow med. Journ.*, 1884, mai.

cations, qu'un rôle préventif. Bien que tous les moyens applicables au traitement des complications ne soient pas exclusivement d'ordre chirurgical, les méthodes opératoires jouent ici un rôle prépondérant. C'est pourquoi, sous le titre de traitement chirurgical des complications, nous passerons en revue les diverses interventions préconisées contre la gibbosité, les abcès et les troubles nerveux ou médullaires.

A. *Gibbosité.* — Tous les appareils que nous avons jusqu'ici décrits peuvent prévenir l'apparition de la gibbosité, ou s'opposer à son accroissement. La gibbosité une fois formée, aucun appareil, aucun traitement ne sont susceptibles d'amener sa régression. Ni les appareils à pression directe, comme la plaque de Redard, ou la sangle à réclinaison de Rauchfuss, ni la méthode de Sayre où la gibbosité étant redressée par la suspension, on cherche par le corset à la maintenir réduite, ni le *prone system* n'ont ce pouvoir. Le redressement que certains auteurs croient avoir obtenu n'est qu'apparent, ou s'il est réel, il est dangereux. En effet, deux cas peuvent se présenter. Si les lésions ne sont pas guéries et consolidées, ce redressement ne peut que nuire à leur réparation. D'autre part, si, comme Jœrg (1846), on ne veut appliquer les moyens de redressement qu'après la guérison complète des lésions osseuses, on échoue ou on risque de rappeler à l'activité un foyer de microbisme latent.

Parmi les méthodes chirurgicales proposées contre la gibbosité, signalons seulement celle d'Hadra[1], purement préventive. Hadra propose de suturer avec de forts fils métalliques les apophyses épineuses des vertèbres malades, de façon à immobiliser les corps, à les soustraire à la compression et à empêcher ainsi la formation de la gibbosité. Hudson, Moore ont approuvé cette méthode, dont l'efficacité est mise en doute par Sayre et Ketch.

B. *Abcès.* — On voit quelquefois les abcès cesser de s'accroître et tendre à la guérison spontanée. On doit en pareil cas chercher à favoriser ce processus, par le repos et une légère compression. Les révulsifs, tant vantés autrefois, badigeonnages iodés, vésicatoires, moxas, etc., sont inefficaces ou même dangereux.

Si l'*abcès* reste stationnaire, mais ne rétrocède pas, si en même temps la lésion osseuse paraît en voie d'amélioration, la simple incision antiseptique, préconisée par Lister[2], peut donner de bons résultats. « Si on ouvre largement, si, pour obtenir un libre écoulement, on place un tube à drainage, et si, après avoir fait l'opération avec la méthode antiseptique, on fait un bon pansement antiseptique que l'on continuera avec grand soin jusqu'à la guérison complète, le premier résultat que l'on obtient est de ne

1. HADRA. Am. Orthop. Assoc. Congrès de Washington, sept. 1891. *N.-Y. med. Journ.*, 1891, II, p. 438.

2. LISTER. *Bull. et Mém. Soc. Chir.*, 1878, 26 juin, p. 421.

pas avoir de fièvre, d'obtenir un écoulement séreux qui devient en quelques jours peu abondant, et si à ce pansement on ajoute la précaution de faire garder la position horizontale, on peut guérir complètement et radicalement les malades. »

Cette méthode ne donne des succès qu'à deux conditions. Il faut que l'abcès soit stationnaire et la lésion rachidienne en voie de rétrocession. De plus, il faut que l'antisepsie soit *parfaite*.

L'*évacuation aspiratrice* simple ou suivie d'un lavage antiseptique (M. Schede) est rapidement suivie de la reproduction du pus, en raison même de l'état des parois.

Aussi a-t-on essayé de modifier cet état des parois en injectant dans la cavité, après l'évacuation, une solution modificatrice. Velpeau et Boinet employaient la teinture d'iode. Mikulicz et Billroth ont substitué à l'iode l'iodoforme, en suspension dans la glycérine, au dixième. Brun emploie l'huile iodoformée au dixième. Verneuil préférait une solution d'iodoforme (de 4 à 10 p. 100) dans de l'éther. L'éther injecté dans la cavité se vaporise sous l'influence de la température du corps, et l'iodoforme se dépose en mince couche sur toute la paroi interne de l'abcès. On injecte donc quelques grammes de la solution ; la poche se distend par suite du développement des vapeurs d'éther ; aussi doit-on en laisser échapper une partie par l'aiguille à ponction laissée en place. Cette précaution suffit en général pour atténuer la douleur, souvent très violente, qui provient en grande partie de la distension. Pour éviter l'intoxication iodoformée, il faut n'employer qu'une quantité modérée de solution.

Si l'abcès est fistuleux, j'emploie l'iodoforme en pâte molle juste assez fluide pour qu'on puisse l'injecter. La formule suivante m'a donné de bons résultats :

Iodoforme.	5 à 10 grammes.
Huile d'amandes douces. . .	}
Lanoline.	} àâ 50 grammes.

Si la cavité fistuleuse a un volume restreint, on peut employer avantageusement le naphtol camphré. Courtin[1] a montré les dangers d'intoxication qu'offrent ces injections si la cavité est trop grande et la quantité du liquide injecté, excessive.

Le résultat de ces injections est assez variable. Il est surtout satisfaisant pour les abcès non ouverts. On peut, avec Lannelongue, dire de la méthode qu'elle est utile puisqu'elle peut guérir les abcès ou tout au moins enrayer leur marche et modifier leur caractère infectieux, donnant ainsi le temps d'appliquer aux désordres osseux le traitement orthopédique.

Enfin on a tenté d'appliquer aux abcès du mal de Pott la méthode généralement employée contre les

---

1. COURTIN. *J. de méd. de Bordeaux*, 1893, 6 août.

abcès froids, *l'extirpation des parois tuberculeuses.*
Lorsqu'on peut faire suivre cette extirpation de la
réunion des parois la méthode est très avantageuse.
Elle diminue l'étendue du foyer infectieux, et amoin-
drit ou supprime la suppuration. Elle peut être *complète* ou *incomplète.* L'extirpation complète est évidemment préférable; mais elle suppose l'ablation
non seulement des parois de l'abcès dans toute
leur étendue, mais encore du foyer vertébral lui-
même. Elle se rattache donc aux procédés de traitement de la lésion initiale sur lesquels nous reviendrons.

L'extirpation incomplète peut être un procédé de
nécessité. Quand tous les traitements palliatifs,
toutes les injections modificatrices ont échoué, que
l'abcès ouvert donne une suppuration profuse, que la
lésion primitive est inaccessible, que les forces du
malade encore suffisantes menacent de s'abattre,
l'extirpation incomplète, mais aussi étendue que
possible, devient le procédé de choix. En même
temps qu'on extirpe les parois il est indiqué de tenter la réunion, et par conséquent d'assurer au pus
produit par les parties tuberculeuses non extirpées
un écoulement convenable. Volkmann [1] dès 1876 a
indiqué la possibilité de ce traitement dont Kœnig [2]
en 1880 a réglé le procédé, perfectionné depuis par

1. VOLKMANN. *Behandlung der Senkungsabscesse. Beitr. z.
Chir.* Leipzig, 1875.
2. KŒNIG. *Berl. klin. Wochensch.*, 1880, n° 7.

Bœckel [1], Leser [2], Barker [3], Trèves [4] et Mlle Kohan [5].

Kœnig recommande d'ouvrir l'abcès aussi largement que possible par des incisions successives, d'extirper la membrane tuberculeuse et d'établir un drainage au point le plus rapproché du siège primitif de la lésion. On laisse alors fermer les ouvertures situées en avant du drainage. Par exemple, s'il s'agit d'un abcès faisant saillie dans le triangle de Scarpa, on l'incisera au point culminant. Puis, introduisant le doigt recourbé (ou un trocart de Chassaignac) par cette ouverture, on fera une contre-ouverture en dedans de l'épine iliaque antérieure et supérieure. Procédant de même, on fera une troisième incision sur le bord du muscle carré des lombes. Par ces divers orifices, il sera facile, avec des curettes de Volkmann semi-mousses, d'enlever la membrane pyogène. Des drains seront placés partout, mais on ne tardera pas à enlever les drains antérieurs pour ne laisser que le drain lombaire.

La technique suivie par Bœckel et Leser est à peu près identique. En 1891, Barker applique au mal de Pott une technique qu'il avait dès 1889 préconisée et réglée en détail pour les abcès de la coxalgie. Il incise l'abcès au point le plus déclive et fait au besoin

1. Bœckel. *Fragments de chir. antiseptique*, p. 453.
2. Leser. *Verh. d. Gesam. f. Chir.*, 1886, XV, p. 142.
3. Barker. *Brit. med. J.*, 1891, I, 295.
4. Trèves. *Lancet*, 1891, I, p. 1172. Manual of operat Surg. II, p. 73.
5. Mlle Kohan. Thèse de Paris, 1893.

les contre-ouvertures nécessaires. Par ces incisions,
il introduit une longue gouge ou curette tubulée,
dont le manche est en communication avec un bassin
placé à environ 2 mètres au-dessus de la table d'o-
pération, et contenant 12 litres d'eau stérilisée, à la
température de 40 à 45°. L'eau chaude a l'avantage
d'arrêter l'hémorrhagie ; quand le curettage est terminé et que l'eau sort bien claire, la cavité est séchée
avec des éponges phéniquées, puis remplie d'une
émulsion iodoformée. On pose alors des sutures profondes, et on ferme sans drain, de façon à obtenir
une réunion primitive aussi étendue que possible.

Murray[1] substitue à l'eau stérilisée une solution
antiseptique faible. Trèves recommande l'incision
lombaire, préfère à la curette le doigt ou une éponge
montée et maniée rudement; il emploie l'irrigation
continue avec une solution de sublimé à 1/5000° et
ferme la plaie.

Mlle Kohan ne croit l'opération complète que si
on a enlevé tous les plans fibreux adjacents.

Dollinger veut qu'on extirpe les abcès avant qu'ils
ne fassent saillie et dès qu'on soupçonne leur existence. Il fait une incision de 8 centimètres, partant
de l'épine iliaque antéro-supérieure et parallèle à
la crête. Il désinsère les muscles et décollant le tissu
extrapéritonéal, va à la recherche de l'abcès qu'il
ouvre, curette et draine.

1. MURRAY. *Am. J. of med. sc.*, 1892, II, p. 35.

En résumé, les règles suivantes me paraissent applicables au traitement des abcès par congestion.

Il faut traiter les abcès dès que leur existence est diagnostiquée.

Tant qu'ils sont fermés et que la peau est intacte, on devra essayer l'évacuation aspiratrice suivie d'un lavage antiseptique et d'une injection iodoformée (j'emploie de préférence l'éther iodoformé; mais les émulsions d'iodoforme dans l'huile ou la glycérine donnent aussi de bons résultats).

Si, à la suite de cette injection, on ne voit survenir aucun phénomène inflammatoire, si l'abcès paraît se rétracter ou diminuer de volume, on renouvellera l'injection. Le résultat cherché n'est obtenu quelquefois qu'après de nombreuses injections consécutives.

Si l'abcès est ouvert, mais que le volume de la cavité paraisse médiocre, si surtout il ne paraît pas en voie d'accroissement et que la fistule ne donne issue qu'à une très petite quantité de pus, on pourra avoir recours à l'injection épaisse d'iodoforme à la lanoline ou au naphtol camphré.

Mais si l'abcès est ouvert et suppure abondamment, ou si les injections répétées n'ont donné aucun résultat, on tentera l'extirpation pour laquelle les injections iodoformées antérieures auront favorablement préparé le terrain.

Pour les *abcès pelviens*, j'ai recours en général aux incisions de Kœnig combinées avec la technique de Barker : curettage et irrigation chaude qui évite presque complètement toute hémorrhagie. Je draine l'ouverture supérieure et suture les trajets inférieurs après un badigeonnage au chlorure de zinc au 1/10. Je remonte aussi haut que possible, et si la lésion est lombaire, il est ordinairement assez facile de l'attaquer par une incision lombaire latérale (voir plus loin le procédé de Trèves).

Si la lésion ne peut être atteinte, par exemple si l'abcès péripelvien dépend d'une lésion dorsale, on cherche à obtenir une réunion aussi étendue que possible des parois de l'abcès et on soumet la lésion primitive au traitement orthopédique.

Dans la *région dorsale*, les abcès intercostaux sont les seuls qu'on puisse chercher à atteindre. Je suis d'avis de les inciser largement, dans toute leur étendue, de façon à pouvoir les traiter à ciel ouvert. On peut ainsi arriver jusqu'à la lésion initiale.

Dans la région *cervicale* deux cas se présentent. Tantôt l'abcès vient faire saillie sous la peau, dans les creux sous ou sus-claviculaires, ou en avant ou en arrière du sterno-cléido-mastoïdien. Il est alors justifiable surtout de l'évacuation aspiratrice avec injection iodoformée. Tantôt l'abcès est rétropharyngien. S'il cause des accidents de dysphagie ou de dyspnée, il doit être ouvert d'urgence : on peut employer la voie buccale et plonger dans l'abcès un bistouri aigu, à lame très courte ou recouverte jusqu'auprès de sa pointe d'une bandelette de diachylon.

L'incision exactement sur la ligne médiane met
mieux à l'abri de l'hémorrhagie. On peut aussi vider
l'abcès à l'aspirateur et se guider sur l'aiguille
comme sur une sonde cannelée pour ouvrir largement. On évite ainsi l'écoulement du pus dans le
pharynx. Les résultats de l'intervention buccale sont
souvent désastreux. Le foyer ouvert s'infecte si facilement qu'on peut se demander s'il ne vaudrait pas
mieux pénétrer jusqu'à l'abcès par la voie latérale,
soit rétro soit présterno-mastoïdienne, l'ouvrir le
désinfecter et le drainer. C'est ce qu'ont conseillé
Chiene, Cheyne[1] et Meyer[2] et, en France, de Saint-
Germain[3] et Phocas[4]. W. Cheyne incise au niveau
du bord postérieur, Burckardt[5], le long du bord antérieur du sterno-mastoïdien. La peau et le peaucier
sectionnés, on continue avec la sonde cannelée et les
instruments mousses. L'abcès ouvert on le lave et
on le draine. Townsend[6] dans un mémoire récent
donne la préférence au procédé de Burckhardt qui
permet de récliner plus facilement le muscle et les
vaisseaux.

TRAITEMENT DE LA PARALYSIE. — Nous avons vu

1. WATSON CHEYNE. *Med. Times and Gaz.*, 1881, II, p. 254.

2. MEYER. *Med. Record*, 1893, I, p. 89.

3. SAINT-GERMAIN. *Rev. mens. des mal. de l'enf.*, 1888, p. 365.

4. PHOCAS. *Semaine médicale*, 1892.

5. BURCKHARDT. *Würt. Corresp. Bl.*, 1888, n° 9, et *Ctrlbl. f. Chir.*, 1888, p. 57.

6. TOWNSEND. Acad. de méd. de New-York (sect. d'orthop.), 1894, 16 mars.

que parfois la paralysie pouvait disparaître spontanément ou par le simple repos. Le cautère préconisé par Pott est aujourd'hui abandonné. Au repos
il convient d'adjoindre le traitement orthopédique,
souvent efficace s'il est appliqué d'une façon complète et soutenue. Si les symptômes montrent que
la compression est modérée, si la paralysie motrice
est incomplète et ne s'accompagne d'aucun trouble
intrinsèque de la sensibilité, s'il n'y a pas trop de
douleurs, si les réflexes sont conservés, si la paralysie est flaccide et ne comporte ni crampes douloureuses ni contractures, si les fonctions vésicales
et rectales ne sont pas altérées, on devra s'en tenir
au traitement orthopédique. Souvent l'application
d'un lit plâtré, parfois même d'un simple corset de
Sayre, fera cesser toute parésie. Mais si la compression est forte, si elle se traduit par une paralysie
motrice complète et compliquée de troubles sensitifs, s'il y a des contractures, si la vessie et le rectum
fonctionnent mal, et que rien cependant au point
de vue clinique n'indique du côté de la moelle la
présence d'altérations irréparables, on peut être
autorisé à tenter une intervention opératoire, à rechercher les causes de compression et à les traiter.

Nous avons dit combien ces causes était variées
et montré le rôle que pouvaient jouer les abcès extra-rachidiens. L'évacuations d'un abcès peut faire
cesser les signes de compression : on devra donc
toujours tenter ce moyen.

Mais si la compression est due à la pachyméningite ou à un abcès intra-rachidien, il peut sembler naturel de réséquer les arcs vertébraux au niveau des points comprimés. En supprimant le point d'appui postérieur contre lequel la pachyméningite antérieure vient refouler la moelle, on supprimera un des éléments de la compression et on rendra à la moelle son fonctionnement normal. C'est ce qu'après Ollier, Jackson, Mac Even ont fait de nombreux chirurgiens, Demons, Horsley, Kraske, etc. Chipault dans ses études de chirurgie médullaire rapporte 103 observations de *lamnectomies* (de λαμνη, lame, et εκτεμνω, je coupe) pour paraplégies de mal de Pott. Je résume d'après Chipault la technique opératoire de la lamnectomie.

Elle comprend deux temps :

1° La *mise à nu des arcs vertébraux* par une incision soit longitudinale (Ollier), soit en H (Jones, Delorme), soit en Σ (Tillaux), soit en U (Demons), soit cruciale, arrivant jusqu'aux os et permettant de mettre à nu les apophyses épineuses, les lames, les apophyses articulaires et transverses.

2° L'*ouverture du canal rachidien*, soit avec un trépan appliqué sur les lames après résection de l'apophyse épineuse, soit à la pince coupante. La gouge et le maillet (Bazy, Reynier) exposent à la commotion spinale, la scie à la blessure de la dure-mère.

Chipault après Ollier recommande la résection sous-périostée qui permet d'espérer la reconstitution ultérieure d'une couche résistante ostéo-fibreuse protégeant la moelle contre les pressions extérieures.

Malheureusement cette opération est grave par elle-même. En outre, Willard[1] lui reproche non sans raison d'affaiblir la partie de la colonne qui seule peut supporter le poids des parties sous-jacentes, les corps vertébraux étant plus ou moins détruits. Kraske[2] ne la croit justifiée que lorsque, malgré toutes les autres méthodes de traitement, la paralysie, et surtout la paralysie de la vessie et du rectum, continue de s'accroître. Lloyd[3] étudiant une statistique de soixante-quinze lamnectomies admet comme indications : 1° le mal de Pott postérieur; 2° la probabilité d'un séquestre comme cause de compression; 3° l'accroissement continu des symptômes paralytiques malgré le traitement; 4° la crainte de lésions médullaires définitives par suite de compression trop prolongée. Des lésions tuberculeuses autres que celles du rachis constituent une contre-indication.

Enfin la lamnectomie échoue souvent. Ce que nous avons dit des causes complexes de la paraplégie explique que la suppression des arcs vertébraux puisse n'amener aucune amélioration. Et les succès

1. Willard. *Trans. of Coll. of physic. of Philad.*, 1889, 6 mars.
2. Kraske. *Med. chir. Rundschau. Vienna,* 1892, décembre.
3. Lloyd. *Philad. annals of Surgery,* 1892, octobre.

mêmes qu'on obtient sont rapidement compromis
par l'accroissement des fongosités tuberculeuses
préméningées, par la formation d'une cicatrice résistante, ou même rétractile, qui joue le rôle dévolu
auparavant aux arcs. Aussi Chipault croit-il que la
lamnectomie simple est généralement insuffisante,
et qu'il vaut mieux, si l'on peut intervenir, aller
plus loin et attaquer directement les fongosités préméningées et les lésions osseuses primitives, faire
en un mot le traitement chirurgical des lésions ini-
tiales, et non pas seulement un traitement symptomatique.

2° *Traitement chirurgical des lésions vertébrales.*
— A. *Mal de Pott antérieur.* Deux voies permettent
d'aborder les lésions tuberculeuses antérieures, la
voie intra-rachidienne et la *voie extra-rachidienne.* La
première s'impose quand on a affaire à des accidents
paralytiques, et qu'on a surtout en vue de remédier
à la compression médullaire et de traiter la pachyméningite en même temps que la lésion osseuse. La
technique de cette intervention intra-rachidienne,
entrevue par Kraske, Schede, Roux et Arbuthnot
Lane, a été perfectionnée et réglée par Chipault[1].
La voici résumée en quelques mots. Après avoir
réséqué le nombre d'arcs nécessaires pour bien
voir la dure-mère dans toute l'étendue de la partie
comprimée, on attaque les fongosités qu'on voit

____

1. CHIPAULT. *Études de chir. médul.*, p. 266.

saillir entre les racines médullaires. En réclinant
la moelle, en la soulevant de son lit, on peut
passer entre les racines qui, vu l'inflexion du rachis,
forment boutonnière, et on enlève tout le foyer de
pachyméningite ainsi que les séquestres ; on rugine
à la curette le foyer vertébral et on place entre les
méninges et le canal un drain ressortant par l'angle
inférieur de la plaie cutanée, ce qui permet plus tard
des lavages modificateurs. Au bout d'un certain temps
on remplace ce drain par une mèche iodoformée.

Chipault a relevé huit observations de ce procédé
avec six morts et un résultat douteux. Il est donc
encore plus grave que la lamnectomie simple, et ne
peut être appliqué indistinctement à tous les cas
de mal de Pott s'accompagnant de paraplégie.
Comme pour la lamnectomie, les uns admettent
comme justifiant l'intervention l'intensité de la
paraplégie. La paralysie du rectum et de la vessie
constitue pour Kraske, ainsi que nous l'avons vu
plus haut, la principale indication d'une intervention
opératoire. Pour l'intervention transrachidienne, il
insiste en outre sur l'importance des symptômes
radiculaires précoces. La compression par vive arête
due à la déviation du rachis que l'opération ne saurait améliorer ne peut s'accompagner de la compression des racines nerveuses. Celle-ci est toujours
en relation avec la pachyméningite (que Kraske est
loin de considérer comme la cause unique de la
paraplégie).

Pour Chipault (*op. cit.*, p. 282), l'intervention n'est admissible que pour certaines formes : *a*) les cas où la paraplégie est due à un abcès froid intra-rachidien ; *b*) ceux où les fongosités pachyméningitiques agissent par compression directe sur la moelle sans compression indirecte vasculaire, « et peut-être toutes les paraplégies pottiques *flasques* rentrent-elles dans cette catégorie» ; *c*) ceux, très rares, où, comme dans deux observations de Mac-Ewen, les produits périméningitiques guéris comme lésion tuberculeuse persistent comme cicatrice fibreuse, et compriment définitivement la moelle. Quoi qu'il en soit, il est bien difficile, jusqu'à nouvel ordre, d'émettre, tant sur la lamnectomie simple que sur l'intervention intra-rachidienne une opinion générale définitive.

Voie extra-rachidienne. — La voie extra-rachidienne est applicable au cas où les symptômes médullaires sont absents ou n'offrent qu'une importance secondaire, aux cas où les lésions des corps vertébraux se manifestent, profondes par la gibbosité, superficielles par les abcès tuberculeux. Nous avons vu comment, dans les cas accompagnés d'abcès, le traitement de ces derniers pouvait conduire sur les lésions osseuses, permettre l'ablation de séquestres, le curettage et le drainage du foyer. Les méthodes que nous allons examiner permettent d'arriver directement sur la lésion osseuse. On peut les appliquer en l'absence d'abcès, ou en même temps que le traitement de l'abcès, si ce traitement ne permet pas d'arriver au foyer vertébral. Elles diffèrent dans les régions cervicale, dorsale et lombaire.

Région cervicale. — Les corps vertébraux peuvent être abordés par la voie buccale ou la voie latérale. La voie buccale ne conduit guère que sur les deuxième, troisième et quatrième vertèbres cervicales : la constriction des mâchoires rend l'opération très difficile ; le champ est très étroit, enfin on est exposé aux dangers d'infection que nous avons déjà signalés, et les injections modificatrices et le drainage sont impossibles. L'incision sera faite exactement sur la ligne médiane, aussi longue que possible : les lèvres seront écartées avec des érignes, et le foyer attaqué avec une curette, ou un étroit trépan, en ayant soin que les fragments ne tombent pas dans les voies aériennes. En raison du danger de cette introduction, et de l'infection presque fatale du foyer, la voie buccale est mauvaise.

Pour la voie latérale, Chipault recommande l'incision rétro-mastoïdienne ; le sujet est placé la tête basse et la face tournée du côté opposé à celui qu'on va opérer ; l'incision, plus ou moins haute et plus ou moins longue, divise la peau, le peaucier et l'aponévrose superficielle en ménageant le plexus cervical superficiel et les veines : la tête ramenée dans la rectitude, on peut soulever et écarter le sterno-mastoïdien, l'omo-hyoïdien et le paquet vasculo-

nerveux. On effondre avec un instrument mousse
l'aponévrose moyenne, on écarte l'angulaire et les
scalènes, et après avoir décollé les muscles préverté-
braux, on arrive sur les corps vertébraux en laissant
en avant le grand. sympathique. Il faut se garder
d'attaquer les apophyses transverses, si elles ne sont
pas spontanément détachées ; on risquerait de léser
l'artère vertébrale.

Région dorsale. — Schœffer[1] le premier a proposé
la résection costo-transversaire pour arriver sur le
corps vertébral. En repoussant le périoste en avant
il protège la plèvre et les ganglions sympathiques.
Ménard[2], propose de suivre pour atteindre les corps
vertébraux le canal périostique des côtes réséquées.
Nous résumerons la technique de Vincent (de
Lyon)[3] qui décrit deux procédés, l'un pour le
drainage prévertébral s'il s'agit d'ostéite superficielle, l'autre pour le drainage transvertébral si la
lésion est intra-somatique. Le drainage prévertébral
devient prémédullaire si l'effondrement a fait disparaître au niveau du foyer un ou plusieurs corps
vertébraux.

A. Drainage prévertébral ou prémédullaire.
Six temps.

1. Schœffer. *Journ. of Am. med. Assoc.*, 1891, II, p. 943.

2. Ménard. *Rev. d'orthop.*, 1894, janvier, p. 47, et 1895, mars,
p. 134.

3. Vincent. *Rev. de chir.*, 1892, avril, p. 273, et Capillerz,
Th. Lyon, 1892.

1° Incision verticale le long du bord externe de la masse musculaire des gouttière spinales, longue de 8 à 10 centimètres (fig. 34).

2° Incision horizontale de cinq centimètres tombant sur la première et suivant l'espace intercostal situé au niveau du point culminant de la gibbosité. 3° Au besoin résection d'une ou deux côtes pour permettre l'exploration et le passage du drain.

4° Répéter les trois premiers temps du côté opposé.

5° Écarter les muscles intercostaux, détacher la plèvre, suivre les fongosités jusqu'à ce que la sonde ou le doigt arrive dans le sinus prévertébral ou prémédullaire.

6° Répéter cette manœuvre du côté opposé. Quand les sondes ou les doigts se rencontrent, passer le drain, laver, suturer en partie les incisions.

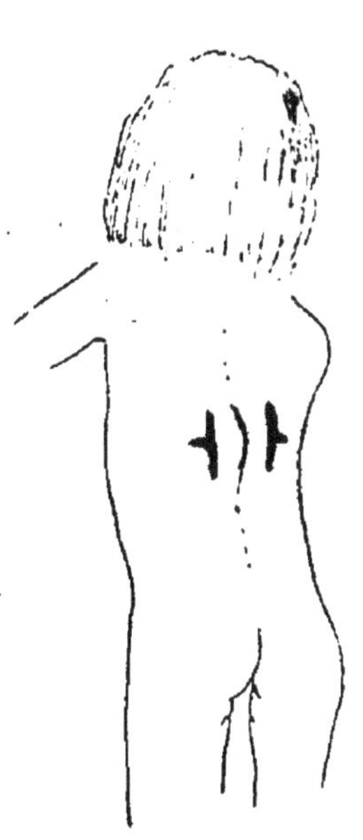

Fig. 34. — Opération de Vincent. Incisions.

B. Drainage à travers le corps d'une vertèbre. Sept temps.

Les quatre premiers temps comme ci-dessus.

5° Écarter les muscles intercostaux, relâcher la plèvre, etc., et arriver ainsi sur le corps des vertèbres.

6° Trépanation du corps vertébral. Arrivé sur le

corps vertébral dénudé, on l'explore avec un stylet mousse, qui pénètre bientôt dans l'orifice donnant issue au pus ou aux fongosités. D'ailleurs s'il y a une cavité d'ostéite, la coque cède facilement; si la résistance est grande, il n'y a que des lésions super-

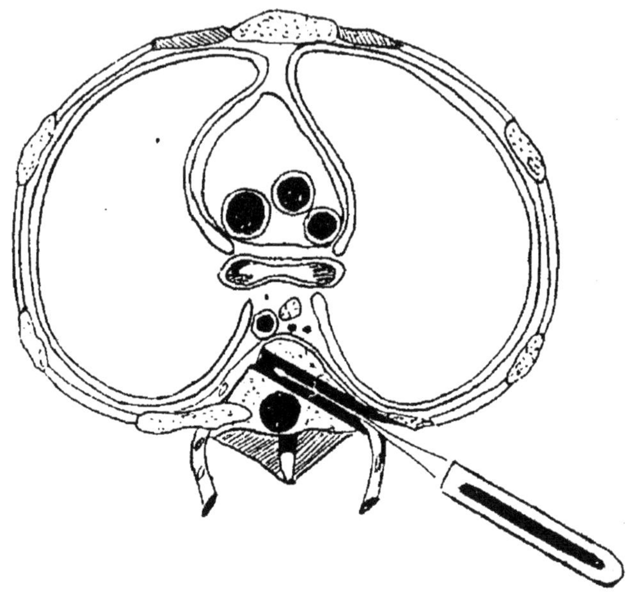

Fig. 35. — Opération de Vincent. Trépanation du corps vertébral.

ficielles et on s'en tiendra au procédé précédent sinon on remplace le stylet par une curette tranchante que l'on manœuvrera comme un perforateur. Il faut continuer la térébration de la pièce osseuse jusqu'à ce qu'on ait senti céder la résistance de la paroi opposée de la loge osseuse (fig. 35).

Walters (de Reading)[1] a inventé pour ce temps une curette spéciale à manche long et coudé à 45° et dont la cuiller tranchante regarde soit vers l'angle, soit du côté opposé.

7° Avec un stylet aiguillé ou deux pinces, passer un drain, laver, etc.

Ménard (*loc. cit.*) propose une technique un peu différente. — 1° On découvre, par une incision transversale de 5 à 7 centimètres, la partie rachidienne de la côte qui paraît répondre le mieux au sommet de la gibbosité. 2° On excise l'apophyse transverse correspondante, on dénude la côte de son périoste, on la coupe à 5 ou 6 centimètres du rachis et on arrache son extrémité vertébrale. — Il peut être avantageux de réséquer de même une deuxième côte. 3° On suit le canal périostique qui conduit directement la sonde cannelée sur le côté du foyer tuberculeux vertébral. Celui-ci s'ouvre d'ailleurs généralement au moment où on extirpe la côte, et la sonde cannelée ne sert qu'à élargir l'ouverture par laquelle on lave et on draine le foyer. Pour Ménard, la cause à peu près constante de la paraplégie est un abcès intra-rachidien, qui reste en communication avec le foyer tuberculeux vertébral, facile à atteindre dans l'angle rentrant de la déviation rachidienne. — Ménard a pratiqué six fois cette opération. Dans les six cas, le résultat

---

1. WALTERS. *Philad. med. surg. Reporter.* 1894, 24 février.

immédiat a été satisfaisant. Dans les trois cas les plus anciens qui seuls permettent d'étudier les résultats éloignés, il y a eu une guérison complète, une guérison incomplète (la paraplégie n'ayant pas récidivé, mais la marche n'ayant pas repris son assurance normale) et un cas dans lequel l'état croissant de cachexie a empêché la marche, sans que la paraplégie ait reparu.

Région lombaire. — L'opération de Trèves, la plus ancienne et la plus simple des interventions prérachidiennes, permet d'atteindre le corps de toutes les vertèbres lombaires, et même celui de la 12° dorsale en décollant l'insertion du psoas, et en évitant les parties latérales où on risquerait de blesser le cul-de-sac pleural. La technique très détaillée de Trèves a été sur certains points complétée par Chipault.

1° Inciser la peau verticalement, à quelques millimètres en dedans du bord externe de la masse sacrolombaire, sur une longueur de 8 à 10 centimètres. Couper de même le fascia superficialis et l'aponévrose épaisse qui recouvre le muscle. Celui-ci se rétracte légèrement: on le récline en dedans avec des écarteurs.

2° Chercher à travers le feuillet aponévrotique antérieur, auquel le muscle n'adhère pas, le sommet des apophyses transverses, et, le plus près possible de ces apophyses, inciser prudemment ce feuillet et le muscle carré des lombes sous-jacent. Au-dessous d'une mince couche cellulaire apparaît le psoas: d'une apophyse, on détache avec précaution quelques fibres tendineuses de ce muscle. Le doigt introduit par ce point atteint sans danger la face antérieure du corps vertébral. Il faut faire attention aux vaisseaux lombaires, qu'on a grande chance d'éviter en incisant le carré au ras de l'apophyse transverse. Le doigt, décollant le psoas de haut en bas, peut avec une seule incision contourner et explorer tout le corps vertébral. En opérant ainsi, on est sûr de ne pas léser le péritoine.

Après ablation des séquestres, curettage des lésions superficielles ou du foyer, cautérisation au chlorure de zinc, Chipault conseille de placer un drain, et de tenter la réunion par première intention.

En résumé, seule, la région lombaire a donné lieu à d'assez nombreuses interventions. Les succès sont loin d'être constants et complets. Dans la région dorsale, il faut mettre à part la série très heureuse de Ménard. Pour la région cervicale, les dangers opératoires sont plus grands, et il est rare qu'on puisse faire une opération complète. On peut conclure avec Chipault que jusqu'ici l'appréciation des méthodes chirurgicales varie pour chaque fait en particulier, et que le seul principe général sur lequel on pourrait s'appuyer devrait être ainsi formulé: « L'opération sera bonne lorsqu'on pourra la faire complète. »

Région sacrée. — Le traitement chirurgical des

lésions antérieures du sacrum est·difficile et donne
des résultats peu encourageants. On ne peut guère
l'entreprendre que lorsqu'on voit ouverts au dehors
des trajets fistuleux, péri-anaux, ou sus-iliaques ou
fessiers, souvent multiples, longs et irréguliers. La
lésion osseuse est d'ordinaire très étendue. Dans le
cas de fistule sus-iliaque, on peut inciser le long de
la crête iliaque, ou, comme Scheffer, parallèlement
aux épines lombaires, et aller à la recherche de la
lésion. Si la lésion est inférieure, on pourrait tenter
de l'atteindre par une opération analogue à celle de
Kraske, après résection du coccyx. Ollier a tenté
cette intervention dont il ne faut pas se dissimuler
la difficulté et la gravité.

B. *Tuberculose vertébrale postérieure.* — Ici, le traitement chirurgical est seul indiqué et peut donner
les meilleurs résultats. Aussitôt qu'il sera possible
de diagnostiquer la lésion, et à plus forte raison s'il
existe un abcès, on interviendra. L'ouverture large
permettra d'extirper les parois tuberculeuses, d'autant plus facilement que ces abcès sont généralement
assez peu volumineux. On arrivera ainsi sur la lésion osseuse. S'il s'agit d'une apophyse épineuse,
on la réséquera à sa base. Si la carie a envahi les
lames, on les ruginera, ou même on pourra, à
l'exemple de Demons, les réséquer. La lamnectomie
peut aussi être nécessaire, si les fongosités se sont
étendues entre les lames et ont provoqué une pachy-

méningite postérieure. Dans ces deux derniers cas, l'intervention est difficilement complète, et la récidive est à craindre.

De même si la lésion est limitée à une ou plusieurs apophyses transverses, on peut les réséquer. Mais ces lésions sont rarement limitées et s'étendent le plus souvent aux corps, rentrant ainsi dans la catégorie des tuberculoses antérieures.

Si l'abcès est ouvert et a donné lieu à une fistule, souvent accompagnée de décollements plus ou moins étendus, on devra inciser largement, ouvrir les décollements, extirper les fongosités à la curette et chercher la lésion osseuse. Selon les cas on tentera la réunion par première intention, ou un traitement modificateur à ciel ouvert.

Le traitement des lésions sacrées postérieures n'offre rien de particulier.

TABLE DES MATIÈRES

CHAPITRE III

ANATOMIE PATHOLOGIQUE (*suite*)

CHAPITRE IV

ANATOMIE PATHOLOGIQUE (*fin*)

CHAPITRE V

ÉTIOLOGIE

CHAPITRE VI

SÉMÉIOLOGIE

Période de début. — Période d'état : gibbosité. Abcès ossifluents. Troubles spinaux : signes extrinsèques;

Paris. — Typ. Chamerot et Renouard, 19, rue des Saints-Pères. — 31888.

Bulletin

DES

Annonces.

F. VIGIER

PHARMACIEN DE Ire CLASSE, LAURÉAT DES HOPITAUX ET DE L'ÉCOLE
DE PHARMACIE DE PARIS

12. BOULEVARD BONNE-NOUVELLE. — PARIS

SACCHAROLÉ DE QUINQUINA VIGIER. — Tonique, reconstituant, fébrifuge, renfermant tous les principes de l'écorce. — *Dose :* 1 à 2 cuillerées à café par jour, dans une cuillerée de potage, eau, vin.
Prix du flacon représentant *20 grammes d'extrait : 3 fr.*

PILULES RHÉO-FERRÉES VIGIER, SPÉCIALES CONTRE LA CONSTIPATION. — Laxatives, n'affaiblissant pas, même par un usage prolongé, dans le cas de *constipation opiniâtre.* — *Dose :* 1 à 2 pilules au dîner.

PASTILLES VIGIER AU BI-BORATE DE SOUDE PUR. — 10 centigrammes par pastille, contre les *affections* de la *bouche,* de la *gorge* et du *larynx.* — *Dose :* 5 à 10 pastilles par jour.

FARINE ALIMENTAIRE VIGIER au cacao. — Nutrition des enfants en bas âge, allaitement insuffisant, sevrage. — Les enfants sont *très friands* de cette préparation qui renferme tout le *beurre du cacao* et *ne constipe pas*

ELIXIR DE KOLA-COCA CURACAO. — **ELIXIR DE NOIX FRAICHE DE KOLA.** — **SACCHAROLÉ DE KOLA VIGIER**

CAPSULES D'ICHTHYOL VIGIER à 25 centigrammes. — *Dose :* 4 à 8 par jour, dans les maladies de la peau. — **OVULES D'ICHTHYOL VIGIER,** employés en gynécologie.

EMPLATRES CAOUTCHOUTÉS VIGIER, TRÈS ADHÉSIFS, NON IRRITANTS. — (EPITHEMES ANTISEPTIQUES VIGIER). — Remplacent les *Emplâtres, Mousselines-Emplâtres de Unna, Sparadraps, Onguents, Pommades.* — Les principaux sont : Vigo, rouge de Vidal, oxyde de zinc, boriqué, ichthyol, salicylé, huile de foie de morue créosotée ou phéniquée, etc. — Nous recommandons tout spécialement à Messieurs les Chirurgiens notre **Sparadrap caoutchouté simple,** très adhésif. non irritant, antiseptique, inaltérable, et les bandes caoutchoutées.

MERVEILLEUX CORICIDE (Rondelle-Emplâtre). — Supprime en 3 jours cors : œils de perdrix, oignons, etc.

SAVONS ANTISEPTIQUES VIGIER, hygiéniques, médicamenteux. — Préparés avec des pâtes neutres, ils complètent le traitement des maladies de la peau.

TRAITEMENT DE LA TUBERCULOSE par le **CARBONATE DE GAIACOL VIGIER,** en capsules de 10 centigrammes. — *Dose :* 2 à 6 capsules par jour.

MANGANI-FER VIGIER contre l'anémie, la chlorose, etc. Le *mangani-fer Vigier* est un *saccharate de manganèse et de fer en dissolution,* d'un goût agréable, *extrêmement assimilable, fortifiant par excellence, ne constipe pas,* ne *noircit pas* les *dents.* — *Dose :* 1 cuillerée à soupe au moment des repas.